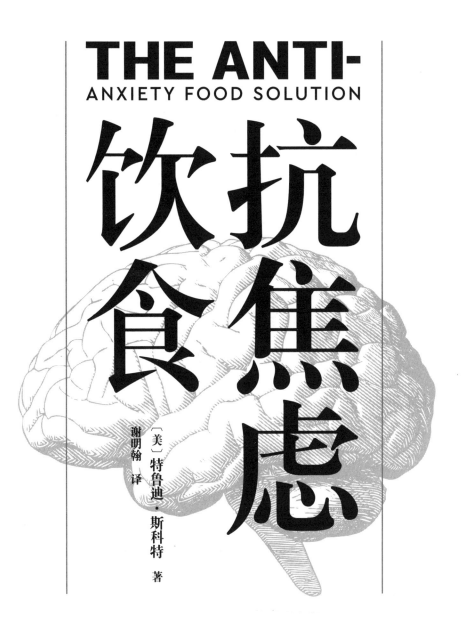

THE ANTI-
ANXIETY FOOD SOLUTION

抗焦虑饮食

〔美〕特鲁迪·斯科特 著

谢明翰 译

北京科学技术出版社

谨以此书献给那些饱受焦虑症折磨并苦苦寻求出路的患者，以及营养师、整体健康领域专家等从事营养和心理健康行业的人员。

推荐序

北京科学技术出版社这几年翻译了很多国外的营养学方面的著作。通过改善营养治病是中国人向来热衷的事情，但是，日新月异的生活方式变化使得绝大多数人迷失了方向，伴随着快节奏奔波的是日益"贬值"的一日三餐，如何理解身体的需求、如何用"短、平、快"的方法制作出高质量的饮食是现在以及未来很长一段时间内国人必须重视和实施的工作。这次，北京科学技术出版社出了这本好书。本书很符合广大群众现在的需求。

我是神经内科医生，近10多年来都在做与疾病，特别是与大脑疾病相关的营养管理。在我的患者中有很多患有焦虑症。以前我只是用药物治疗他们的疾病，后来增加了饮食调理。这两种手段相结合的效果很好，患者服用的药物逐渐减少，有的患者最后完全停药，恢复了正常。这本关于焦虑症与营养的书是我目前见到的最为详细的专业用书，你如果感到焦虑，可以慢慢地看本书。是的，要慢慢看，从前往后、再从后往前看。我把本书看了两遍，现在，我把通过改善营养减轻焦虑的一些思路梳理一下，你顺着我的思路走，就可以在阅读过程中"不迷路"。

你要先确定自己正处于焦虑状态，确定之后不要马上吃药，而要寻找

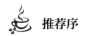

产生焦虑情绪的原因，从源头努力解决这一问题。下一步是了解营养素的作用机制和相关要点。你可以跟着本书目录找到你想阅读的相关章节。

现在的生活节奏很快，各种压力很大，处于焦虑状态是很普遍的现象，你要知道自己的症状符不符合焦虑症的诊断标准。焦虑症有好几种形式：广泛性焦虑症、惊恐症、社交恐惧症、特定恐惧症、强迫症、创伤后应激障碍。不管哪种形式，最基础的表现都有以下三项：①心理上过度担心、紧张；②出现自主神经紊乱症状，比如心悸、出汗、胸闷、手抖、尿频；③行为上坐立不安、来回走动、安静不下来等。第一项是关键表现，第二项和第三项可能表现得不明显，也可能表现得很明显。

我以前在神经内科门诊要接诊许多焦虑症患者，开镇静药和抗焦虑药是我每天必做的工作。但是，你要知道，几乎所有的药物都是治标不治本。如果想要从根本上治好自己的病，那你就要采取自然疗法。什么是自然疗法？它指不用药物、手术、放疗，而用自然法则治病的治疗手段，包括利用营养学知识进行营养调理、利用运动医学知识进行运动调理、理疗按摩、阳光疗法，等等。药物治疗与自然疗法结合在一起，既治标又治本，患者恢复健康的速度快，症状还不易"反弹"。

产生焦虑情绪的原因最主要有两个：一个是你自己希望达到的目标过高，并且这个目标不好确定；另一个是你的身体状态不足以应付这些目标，用成语来形容就是"力不从心"。

我在门诊经常告诉焦虑的患者先把目标"降下来"，要么把目标的高度降下来，要么把实现目标的时间延长。在过短的时间内到达一个自己本就到不了的高度是不现实的，不要追求那些根本实现不了的目标。我还会告诉患者要补充营养，提高自身的能量，为大脑高速运转提供物质基础，这样患者才可以应对更多的挑战。如何增加营养补充自身的能量呢？你可以好好地在本书中寻找你想要得到的良方。

我劝你先看第八章，这一章的内容体现了自然疗法的基本原则。现在，很多人在压力大的时候就去做冥想、做运动，或者去旅行，这些是非常正确的方法——人要先让心放下来，让大脑静下来。你要先改变自己不正确的生活方式，理解药物的作用机制，不盲目用药。你必须去除给身体带来麻烦的毒素，知道这些毒素是什么，然后再看看减轻焦虑需要补充哪些营养素。绝大多数营养素是可以通过日常饮食获得的，当日常饮食满足不了身体对关键营养素的需求的时候，你可以额外服用营养素补充剂。

看完了第八章，再看第一章和第二章，这两章的内容基本上解决了焦虑症患者在营养方面的困惑。第三章到第七章讲了很多通过改善营养减轻焦虑的知识，你如果想深入学习，那么就可以慢慢阅读，继续研究一下。

非常感谢特鲁迪·斯科特撰写了本书，为广大读者在解决精神问题方面提出了合理的营养建议，为广大读者理解营养学在一般精神卫生保健，尤其是在预防和治疗焦虑症方面的应用做出了重要贡献。

北京安贞医院神经内科、临床营养科医生

夏萌

2023 年 11 月 15 日

原书序

在人们日益关注传统药物治疗手段是否适用于解决精神健康问题的背景下，非药物疗法获得了愈加广泛的应用。数十年来，制药企业已投入数十亿美元资助相关研究，以期为药物研发寻找科学依据。然而，传统处方药的安全性目前仍未得到证实，并且目前对传统处方药最有利的研究成果也仅仅表明，在治疗精神疾病方面，传统处方药的疗效仅仅等同或略微优于安慰剂。因此，人们有充分的理由另辟蹊径，去探索应用前景更广阔的非药物疗法，如改善饮食和生活方式。

在上述因素的共同影响下，医疗健康行业从业者、研究人员和患者心中的天平开始向非药物疗法倾斜。许多精神疾病患者会接受非药物手段治疗方案，或者非药物手段与传统药物干预结合的治疗方案。并且，研究人员发现，与安全性和效果存疑的传统处方药不同，补充替代疗法（Complementary and Alternative Medicine，CAM）在治疗包括焦虑症在内的常见精神疾病方面更加安全、有效。

在美国、加拿大和欧洲，传统药物治疗手段和心理疗法以外的治疗方法通常被称为 CAM。据估计，在寻求 CAM 帮助的美国成年人中，约有 10% 是精神疾病确诊患者，约有 50% 曾因心理健康问题就诊[1]。

除了草药和维生素，改善饮食通常也被认为属于CAM[2]。虽然合理饮食常常是医生对预防和治疗心脏病、糖尿病等生理疾病的建议，但是这一点对保持良好的心理状态和治疗特定精神疾病同样重要。在确诊焦虑症或情绪障碍的患者中，超过一半的患者接受了包括服用天然补充剂和改善饮食在内的CAM。

许多人受焦虑困扰，焦虑症的发病率很高。传统的抗焦虑疗法包括精神药理学疗法和认知行为疗法。其中，前者所包含的传统药物治疗手段具有局限性，常用的抗焦虑药物存在安全隐患问题，并且患者仅靠服用药物并不能完全消除焦虑。通过阅读和分析大量的优质文献，研究人员发现，精神药理学疗法的有效性存在极大的差异，疗效具体取决于焦虑症的严重程度和类型。虽然镇静催眠类药物和5-羟色胺选择性重摄取抑制剂（selective serotonin reuptake inhibitor，SSRI）对治疗惊恐发作和一般的焦虑症在短期内有疗效，但长远来看，大多数患者仍会受焦虑症困扰。而且长期服用强效镇静催眠类药物的重度焦虑症（其症状包括社交焦虑和惊恐发作）患者极易对药物产生依赖性，并在停药后出现戒断症状[3]。此外，精神类药物大多会导致患者体重显著增加，从而引发肥胖症[4]。

特鲁迪·斯科特重点关注了这一尚未被当代生物医学、精神病学充分认识的重大心理健康疾病——焦虑症。她的这部著作是一座知识宝库，为公众了解改善饮食在一般精神卫生保健，尤其是在预防和治疗焦虑症方面的应用做出了重要贡献。

在治疗生理疾病和精神疾病时，提出合理的营养建议是最基本的干预措施。在本书中，特鲁迪·斯科特援引多个极具说服力的案例，证明了在焦虑症的预防和治疗方面，合理的营养选择能够发挥积极作用。我非常愿意将本书推荐给传统疗法、CAM 医生，以及所有接受传统药物治疗手段或心理疗法但仍受焦虑症困扰的患者。

国际综合心理健康网络主席

《综合心理保健教科书》（*Textbook of Integrative Mental Health Care*）作者

医学博士

詹姆斯·莱克

致谢

首先，感谢詹姆斯·莱克博士为原书作序，感谢茱莉娅·罗斯、卡拉·默里、邦尼·菲斯克-海登、伊丽莎白·利普斯基博士、琼·马修斯-拉森博士、迈克尔·撒切尔博士和脊椎神经医学博士迈克尔·苏珊娜·帕森斯在百忙之中为本书撰写书评。

其次，我庆幸自己能够遇到一位出色的编辑，贾丝明·斯塔尔。

本书的出版，离不开幕后默默付出的众人，我在此一并表示感谢。

另外，我还要感谢我的母亲，是她给了我本书的创作灵感，也感谢她不辞辛劳，为我和我的兄弟姐妹做各种天然食品！

最后，感谢我亲爱的丈夫布拉德。正是有了他的爱和支持，我的每一天都充满了欢乐。感谢他给予我的所有快乐！

目录

绪论

请你试着在脑海中构想以下情景。

你是一个聪明睿智、能力出众的人。你事业成功、家庭美满、生活幸福、人生态度积极乐观。但突然之间，你倒了下来。你已经不记得自己有多少个清晨在惊悸中醒来，感觉心怦怦直跳。你不知道发生了什么，只感觉焦虑又害怕！有时，你喉咙发紧，不知道这种令人恐惧的感觉何时消退，感到无助。有时，你虽然在心中无端地担忧着厄运会降临到自己头上，但是表面上还要强作镇定、微笑着应付各种人和事。你感到时间停滞，无法呼吸，心脏时刻处于爆炸的边缘。你甚至开始担心，不知下一次恐慌发作会在哪种意想不到的情况下发生。过度忧虑使你的肌肉时刻处于僵硬、紧绷状态，你的精神也感到不堪重负。社交因此成了最难熬的活动。有时，你实在找不到借口拒绝出席活动，只好硬着头皮参加，但是这种感受太痛苦了——你害怕别人看见自己那颗脆弱不堪的心。你不知所措，开始自我怀疑：我该怎么办，该告诉别人吗？谁能帮助我？这到底是怎么了？难道是我疯了，失去理智了吗？

原因不明的焦虑可能是由不健康的生活方式和不正常的生化过程共同造成的。本书将为你提供改善生化过程、调节神经递质、滋养身体的工具，助你消除焦虑和恐慌，恢复平静，放松下来。

我的经历

我的经历是我专注于治疗焦虑症并撰写本书的原因。我在 30 多岁时也曾受焦虑症困扰，症状大致如前文所述：心跳过速、容易变得不知所措、总是忧心忡忡、感到厄运会随时降临、在社交活动中感到恐惧、时常出现惊恐发作。而且我还有激素失衡、严重的经前期综合征（Premenstrual Syndrome，PMS）和肾上腺疲劳。此外，我还有遗传性的血糖问题和食物过敏（因此我需要摄入更多的锌和维生素 B_6）。更糟糕的是，我还是运动爱好者——我喜欢攀岩、攀冰、登山、骑山地自行车、滑雪、环游世界……

于我而言，焦虑症是压力大、过度劳累，以及不含任何动物蛋白的"健康"饮食习惯造成的。我之所以强调"于我而言"，是因为人的生化过程存在个体差异，在营养方面的需求和失衡程度同样如此。

那时的我孤立无援，只能自救。于是，我开始阅读大量书籍，先研究了 PMS。例如，我不仅从安妮·路易丝·吉特尔曼所著的《围绝经期攻略》（*Before the Change：Taking Charge of Your Perimenopause*）中学到了不少知识，如身体对锌、镁、维生素 B_6、黄体酮和 γ-亚麻酸（一种 ω-6 脂肪酸）的需求，还用书中的方法治愈了我的吡咯尿症（一种遗传疾病，多年后的检测结果证实了我有吡咯尿症家族病史）[1]。

我还咨询了一位执业护师和一位自然疗法医生，开始努力减轻压力，同时摄入更均衡的营养来为肾上腺的运转提供支持。我重回学校学习营养学课程，定期练习艾扬格瑜伽，并将优质天然食物（含动物蛋白）引入日常饮食。此外，我还学习了不少营养学、心理学和功能医学（功能医学注重预防和挖掘潜在病因，而非拘泥于缓解症状）知识。

一路上，我努力学习身心健康知识，成了一名注册营养师，并有幸在该领域最伟大的先驱之一、营养心理学家茱莉娅·罗斯的诊所工作。通过阅读茱莉娅的著作《情绪疗法》（*The Mood Cure*），以及在诊所观摩她的诊疗过程，我受益良多。我和罗斯通过调整患者对氨基酸和其他关键营养素的摄入量，改善他们的饮食、调节他们体内的生化过程，帮助许多患者战胜了情绪障碍、成瘾和进食障碍。

如今，我已经彻底摆脱焦虑症，并且有了自己的事业。我专注于用天然方法（如吃天然食品、改善饮食的营养结构和改变其他生活方式）帮助患者消除焦虑或解决其他情绪问题，恢复身心健康。虽然我的患者大多是女性，但这种方法同样适用于男性。

我撰写本书的初衷是分享我在个人康复、学习和工作过程中的所学所悟。在写作的过程中，我结识了不少具有专业知识和丰富经验的优秀整体健康领域专家等研究人员，我将他们的见解也融入了自己的实践中。本书不仅结合了我的个人知识和临床经验，还汇集了众家之所长。

本书提供的解决方案已经帮助很多人减轻了焦虑以及伴随焦虑而来的各种症状。我衷心希望每位患者都能通过本书迅速得到如何缓解焦虑的答案，因为我太熟悉焦虑和无助的可怕感受了，我不希望你重蹈我的覆辙，花费数年才找到解决方法。

有关焦虑症的数据与事实

根据美国焦虑症协会 2010 年的统计数据，焦虑症是美国最常见的精神疾病，"影响着 4 000 万 18 岁以上的成年人"，患者数量约占美国总人口的 18%[2]。并且，由于未寻求帮助或只依赖天然疗法未去就医的患者并未在统计之列，所以实际患者数量可能更多。

在美国，成年人的焦虑症患病率在逐年升高。从 20 世纪 90 年代到 21 世纪初，广泛性焦虑症的患病率增加了两倍，惊恐症（焦虑症的一种）的患病率也增加了一倍[3]。生活方式和饮食结构与美国相似的其他西方国家情况也大致相同。例如，约 10% 的澳大利亚人会在一生中的某个时期受到焦虑症的困扰[4]。不少焦虑症患者还患有其他相关疾病，包括抑郁症、双相情感障碍、肠易激综合征、进食和睡眠障碍等。

焦虑症可分为多种类型。

- 广泛性焦虑症：对生活事件或活动产生持续的、过度的、原因不明的担忧、紧张和焦虑情绪。

- 惊恐症：突然感到恐慌，并对恐慌发作反复出现感到恐惧。

- 社交恐惧症：在社交活动中产生焦虑和恐惧。

- 特定恐惧症：对特定的事物，如昆虫、高空、打雷、开车、乘坐飞机等产生非理性的恐惧和焦虑。

- 强迫症：具有强迫性的想法迫使人进行某些仪式化行为，以缓解焦虑情绪。

- 创伤后应激障碍：受到战争、虐待或自然灾害等威胁身心健康的事件的影响而产生的焦虑。

其中，广泛性焦虑症、惊恐症、特定恐惧症和创伤后应激障碍在女性中的患病率是男性的两倍。最新研究发现，受焦虑症症状困扰的 50 岁以下女性和绝经后女性患心脏病的风险更高[5,6]。所以，你要严肃对待焦虑症症状，即使它们尚未给心脏造成压力。

本书旨在为所有受广泛性焦虑症、惊恐症、社交恐惧症或特定恐惧症困扰的患者提供帮助。另外，强迫症和创伤后应激障碍患者也能从本书中受益。即使你尚未被确诊患有焦虑症，了解相关知识也有助于你防患于未然。

书中的建议适用于经常焦虑、紧张、担忧、心慌或经常感到害怕的人。即使你仅仅因生活琐事而焦虑，如担忧失业或人际关系问题，你也仍然需要一个切实可行的解决方案来缓解焦虑，如保持良好的营养状态——这有助于你更好地应对各种情绪变化。但需要注意的是，已经出现严重的情绪问题、正在服用药物或已经怀孕、处于哺乳期的读者，应先咨询专业人士，再酌情采纳本书建议。

焦虑的原因

焦虑的原因有很多，从创伤到药物副作用，不一而足。并且不少疾病的症状与焦虑症的类似，如甲状腺疾病、糖尿病、哮喘、癫痫和心脏病的症状。虽然本书的重点是通过改善饮食、调整进食时间，以及改变其他生活方式来缓解焦虑，但我认为有必要对激素失衡做个简述。茱莉娅·罗斯在《情绪疗法》一书中提到："严重的情绪问题大多源于大脑和体内异常的生化过程。这些问题是关键营养素摄入不足造成的，并且很容易解决。"本书中的建议将帮助你解决引起焦虑的各种问题，改善营养不均衡的状况。

天然方法及其应用

改善饮食、调整进食时间、适度锻炼、使用减压技巧、服用补充剂、进行身心练习都是消除焦虑和解决其他情绪问题的天然方法。《综合心理保健教科书》作者、综合心理专家詹姆斯·莱克和其他整体健康领域专家等研究人员一样，也支持采用天然方法治疗轻中度心理健康疾病。

为什么要采用天然方法呢？一是人们往往更认可用天然方法恢复健康，并希望了解更多与之相关的知识。二是有些患者因严重的焦虑不得不接受药物治疗，而药物治疗要么未能取得预期效果，要么虽有效果，患者却又受到各种药物副作用的困扰。无论你出于何种原因阅读本书，只要你正在寻找对抗焦虑的天然方法，你就已经拿到了打开成功之门的钥匙。

不少读者都知道，除根才是解决健康问题之道。改善饮食等天然方法不仅可以缓解焦虑，防止焦虑再度出现，还可以消除焦虑症的根源。例如，如果你的焦虑是缺乏维生素 B_6 引起的，那么提升维生素 B_6 水平将有助于缓解焦虑。而维生素 B_6 水平升高又能使血清素（一种重要的神经递质）水平升高——血清素水平升高有助于改善情绪、食欲和睡眠质量。对女性而言，血清素水平升高还可缓解 PMS。但在此之前，你需要先了解造成维生素 B_6 水平降低的原因，如维生素 B_6 摄入量不足、消化不良、压力过大或服用避孕药而导致的体内维生素 B_6 储备耗尽。当然，缺乏维生素 B_6 只是焦虑的原因之一，其他原因将会在后文一一揭晓。

吃优质的食物是改善营养不均衡状况的重中之重，服用补充剂也是一种短期的理想方案。但凡事都有例外，这两种方案并不适用于由遗传因素引发的特定营养素水平低下的人，以及因其他客观原因无法（或不愿意）采取这两种方案来缓解焦虑的人。

此外，由于个体差异，每个人的生化过程、激素水平和生活环境各不相同，所以并没有一种适用于所有人的天然方法。因此，我建议你认真阅读每一章的内容，详细填写各种问卷，以便根据问卷结果确定哪种方案更适合自己。

全书概述

本书从生化过程的角度出发，重点探讨如何用天然方法解决引发焦虑的问题。第一步是改变饮食习惯（见第一章）。第二章将带你了解正确的进食时间、避免摄入过量的糖（以及如何抑制对糖的渴望）的重要性，以及这些因素与血糖的关系。后续章节内容分别为：由咖啡因、酒精和尼古丁引起的各种问题（见第三章）；由麸质、致敏食物引起的各种问题（见第四章）；消化功能对焦虑症的影响（见第五章）；与平复情绪相关的氨基酸（见第六章）；吡咯尿症、锌和维生素 B_6（见第七章）。第八章除了简单介绍其他营养素（如 B 族维生素、维生素 D、镁）之外，还会讨论导致焦虑的其他因素，包括激素失衡、毒素暴露、药物副作用，以及能够消除焦虑的生活方式，如适度锻炼、保证充足的睡眠和进行身心练习。

正所谓"师父领进门，修行在个人"，书中的各种建议（尤其是关于改善饮食和改变生活方式的建议）发挥作用有赖于你的实践。另外，你还可以寻求营养师和受过营养学课程培训的医务人员的指导、支持。

除了焦虑，书中的建议或可解决其他与焦虑相关的问题，包括解决除焦虑以外的情绪问题、睡眠问题和成瘾问题。例如，如果你的焦虑伴随着烦躁和愤怒，那么这些建议将助你恢复积极乐观的人生态度，消除烦躁和愤怒，进而消除你的焦虑。此外，这些建议还有助于减轻（女性的）PMS症状，改善睡眠质量，抑制进食渴望。通过改善饮食、减轻压力、均衡营养，你的整体健康情况会改善，幸福感也会提升。有了值得期待的目标，我相信你一定迫不及待了。现在请翻到下一页，正式踏上恢复健康的征途吧！

第一章

最佳抗焦虑饮食

食用真正的、完整的、优质的天然食物是本书内容的基础，也是预防和解决心理问题（如焦虑症、强迫症倾向、过度担忧、恐慌发作和抑郁症）、恢复心理健康的基础。天然食物与个人独特的饮食需求相结合，将有助于消除焦虑情绪。

尽管天然食物的益处已经得到不少临床证据的支持，但直到近些年，人们才对饮食及其对心理健康的影响开展大量研究。有些研究进一步揭示了营养的重要性，这令我感到无比振奋，并期待有更多研究人员投身于营养学这一领域。澳大利亚的一项针对患焦虑症和抑郁症女性的研究发现，饮食质量与心理健康之间存在正相关[1]。研究人员将不打农药、不施化肥的蔬菜、水果、天然谷物，以及不投喂工业饲料的鱼类、草饲牲畜瘦肉等归为"传统食物"。他们发现，食用这些食物的受试者患焦虑症和抑郁症的可能性更低。研究人员还发现，"现代食物"（在生产过程中打过农药、施过化肥、用工业饲料饲养过或经其他工业化方法处理过的水果、蔬菜、鱼类、豆腐、豆类、坚果、酸奶和红酒等）与抑郁症之间存在微弱的联系，他们认为这可能是女性试图通过改变饮食来改善自身心理健康造成的，受教育程度更高的年轻女性通常更青睐"现代食物"。此外，该研究还发现包含大量加工食品的典型"西式食品"更容易使人患抑郁症。而另一项更新的研究结果显示，食用优质天然食物的女性患双相情感障碍的可能性更小[2]。

还有一些探索食物和抑郁症关系的研究也表明，食用天然食物与保持健康的心理状态之间存在较强的联系。例如，在英国一项有 3 486 名中年受试者参与的研究中，研究人员在对比了吃"地中海式天然食物"（含大量有机蔬菜、水果和鱼类）的受试者与吃"西式食品"的受试者后，发现吃"西式食品"的受试者 5 年后患抑郁症的风险更大[3]。另一项研究的研究人员通过观察 1 万多名西班牙成年人的饮食方式，发现经常吃与"地中海式天然食物"类似的食物并适量饮酒的人不容易患抑郁症[4]。因为焦虑通常与抑郁同时出现，两者通常有共同的潜在生化机制，焦虑也可能与食物相关。

《美国精神病学杂志》（*American Journal of Psychiatry*）的编辑对上述三项关于食物与抑郁症的研究做出了较为权威的评价：在个体或群体层面实施饮食干预能够降低精神疾病的发病率。这一结论既可信度高又令人震惊，对临床护理、公共卫生和科学研究有着非凡的意义[5]。

对很多人而言，改善饮食就足以消除焦虑。例如，我的一位焦虑症患者之前每天都吃一次快餐，这位患者不仅情绪喜怒无常，睡眠质量也很差，但在食用天然食物、恢复规律饮食（包括吃早餐）、摄入足量蛋白质（尤其是在早餐时）之后，其健康状况得到了显著的改善。此外，食用优质天然食物还有助于预防各种生理疾病，包括高血压、肠易激综合征、癌症、心脏病和关节炎。

建议你先采取下面基本的抗焦虑饮食方案，然后继续阅读本书，积累相关知识，以丰富自己的饮食选择。我倡导的饮食理念是：多多探索以确定对自己有益的食物；学习并尝试烹饪新食物；在购买食材、烹饪和饮食的过程中找到乐趣。你在食用或排除特定食物时，应密切关注自己的感受。例如，在食用优质天然食物后，你会发现自己的情绪和睡眠质量得到了改善；如果你曾暴饮暴食，在食用优质天然食物后，你会发现自己的食欲也相应减小了。是的，一切就是这么简单！你只需要牢记，吃天然食物是健康的基础。

抗焦虑饮食

人们的营养需求各不相同，这又被称为"生化独特性"。根据我的个人经验，没有哪一种抗焦虑饮食方案会神奇地适用于所有人。这意味着在日常选择饮食、营养补充剂方面均不存在所谓的"万能钥匙"——确定并满足自身独特的营养需求才是消除焦虑和解决大多数身心健康问题的关键。我个人认为表1-1中的4种饮食方案能够有效覆盖不同人群缓解焦虑的需求。我将在本章详细介绍你应该食用和避免的食物，以及你在打下良好的饮食基础之后可以尝试的高营养食物（指可对身心健康有额外改善功效的食物），在后续章节中，我将分别对以下主题做深入介绍：糖（见第二章）和咖啡因（见第三章）对健康的影响、食物敏感性评估（见第四章），以及改善消化功能、促进营养吸收的方法（见第五章）。

此外，我在后文还提供了一套系统性的方法，以帮助你判断自己是否对可能引发焦虑的食物过敏。为了确定最适合自己的饮食，你需要保持耐心，反复试验。

表 1-1　4 种抗焦虑饮食方案

抗焦虑饮食方案		方案 1：无麸质	方案 2：无麸质、无乳制品	方案 3：无谷物、无乳制品	方案 4：传统食物
应保持的饮食习惯	食用真正的、完整的优质天然食物，以有机食物为佳	√	√	√	√
	保持恰当的饮食规律，以维持血糖水平稳定	√	√	√	√
	食用含优质蛋白的食物，包括草饲动物的肉（红肉）、蛋类，以及鱼类	√	√	√	√
	食用新鲜的含淀粉的蔬菜，如土豆、红薯和冬南瓜	√	√		√
	食用新鲜的无淀粉蔬菜，如花椰菜、西蓝花和绿叶蔬菜	√	√	√	√
	食用新鲜的水果，如浆果、苹果、橘子和桃	√	√	√	√
	食用豆类，如扁豆、鹰嘴豆和黑豆	√	√		√
	摄入有益脂肪，来源有黄油、橄榄油、椰子油、鳄梨、坚果和种子	√	√	√	√
	保持水分充足，如多饮水、花草茶和新鲜蔬菜汁	√	√	√	√
	食用或饮用乳制品，如乳酪、鲜奶、酸奶	√			√
	食用含麸质的天然谷物，如小麦、黑麦和大麦				√
	食用无麸质或麸质含量低的天然谷物，如糙米、玉米、藜麦、小米	√	√		√

续表

抗焦虑饮食方案		方案1: 无麸质	方案2: 无麸质、 无乳制品	方案3: 无谷物、 无乳制品	方案4: 传统食物
应避免的饮食习惯	食用各种谷物、含淀粉的蔬菜和豆类			√	
	食用含麸质的天然谷物，包括小麦、黑麦和大麦	√	√	√	
	食用或饮用乳制品		√	√	
	食用各种低营养食物，如部分含对健康无益的脂肪的食物、加工食品（尤其是含有人造成分的食品）、转基因食物、含咖啡因的食物、含添加糖（区别于天然糖）和人造甜味剂的食品、碳酸饮料	√	√	√	√
未来可培养的饮食习惯	**食用高营养食物**，如动物内脏、发酵食品和新鲜香草	√	√	√	√

抗焦虑饮食方案 1：无麸质

建议你先从无麸质饮食方案开始尝试，这也是我在实践中通常要求患者首先采用的饮食方案。在坚持无麸质饮食两周后，你可以按照第四章的饮食排除试验，将含麸质的食物重新纳入饮食。你如果确定自己对麸质敏感，就可以直接将含麸质的食物排除，不必将其重新纳入饮食。茱莉娅·罗斯医生同样提倡这种饮食方案。

抗焦虑饮食方案 2：无麸质、无乳制品

乳制品是常见的致敏原，也是在抗焦虑饮食方案中除麸质外第二大类应剔除的食物。由于对麸质敏感者通常也对乳制品敏感，所以你如果已经连续数周实施无麸质饮食方案，但仍然存在可能由饮食引起的相关问题，那么你应在接下来的两周停止食用或饮用乳制品，之后再按照第四章的饮食排除试验，在后期将乳制品重新纳入饮食。如果你已知自己对乳制品敏感，则可跳过饮食排除试验，直接实施无麸质、无乳制品饮食方案即可。该饮食方案可被视为无麸质饮食方案的改良版。

抗焦虑饮食方案 3：无谷物、无乳制品

在连续数周实施无麸质、无乳制品饮食方案之后，你如果仍然感到精力不足，并受到焦虑等情绪问题、睡眠问题和消化问题的困扰，则应采用无谷物、无乳制品饮食方案。该饮食方案是所有饮食方案中最严格的，它不含任何谷物和乳制品，亦不含含淀粉的蔬菜和豆类，是洛伦·科丹所倡导的原始饮食方案以及娜塔莎·坎贝尔－麦克布莱德所倡导的肠道与心理综合征修复饮食方案的改良版[6,7]。

抗焦虑饮食方案 4：传统食物

你如果在实施上述某一种饮食方案之后收到了积极效果，消除了焦虑情绪，则可以尝试传统食物饮食方案。该方案限制最少，而且含有发酵

食品和乳制品。但你如果是乳糜泻患者，对某些食物敏感（见第四章），则应始终将致敏食物从饮食中排除。传统食物饮食方案是萨莉·法伦在其著作《传统营养食谱》（*Nourishing Traditions*）中所倡导的饮食法的改良版[8]。

应保持的饮食习惯

你可借助上述表格选择适合自己的饮食方案，然后根据后文的建议实施方案。需要注意的是，虽然上述饮食方案具有通用性，但是你必须基于自己的需求，来判断特定饮食方案中的食物类别是否适合自己。一旦确定最适合自己的饮食方案和食物类别，你就可以随意搭配，进一步为自己制订独一无二的饮食方案。例如，你可能发现自己最适合第三种饮食方案，完全不吃谷物和大部分乳制品，但可以食用个别乳制品，如酸奶；你如果患有念珠菌病，那么无论采用哪种饮食方案，都需要在短时间内减少或完全不食用水果（见第五章）。

你如果因饮食方式突然大变而感到不知所措或者变得更焦虑，还可以分步实施以下的建议，一次只做出一两个改变。我将以下建议称为"化整为零法"，这种方法可以循序渐进、潜移默化地将你从典型的西式饮食方式引导至天然饮食方式。

1. 避免摄入过量的糖，避免食用含糖食品和"白色食品"（白面粉、白米、白意大利面和其他精制谷物）。

2. 避免食用盒装食品、所有含有人工色素和其他添加剂的食品。

3. 避免食用会引起敏感或其他常见问题的食物，如小麦（全麦食物和麦芽有时也会造成问题）。

4. 多吃优质蔬菜、水果和含蛋白质的食物。

5. 必须吃早餐（含适量蛋白质）和健康的零食。

6. 尽可能选购有机食品，尝试食用高营养食物。

7. 蛋白质来源应以草饲动物的红肉、草饲家禽的禽肉、蛋类和鱼类为主。

8. 经常食用发酵食品、浸泡过的谷物（如果你对其不敏感）、动物内脏，经常饮用浓汤。

9. 如果条件允许，尽量选择本地应季食物。

在确定了自己独一无二的饮食方案之后，你还应坚持详细记录自己的饮食（见附录2），以明确它们对你的影响。在诊治患者时，我通常会在前文提到的4种基本的饮食方案的基础上进行改进，以帮助患者解决本书涉及的问题。所以，我建议你在实施抗焦虑饮食方案之前认真阅读本书，判断自己是否有其他问题，以更有针对性地改进饮食方案。

食用优质天然食物

你应选择完整、未加工、营养丰富的优质天然食物（如自己种的蔬菜，新鲜肉类和大米、鲜奶）而非加工食品（如速食或罐装产品、奶精），前者具有成分天然、产于本地、有机生产、应季销售的属性。天然食物又被称为"传统食物"，一般需要我们自行烹制。大多数天然食物由于新鲜、易腐败，所以保质期并不长。你可在自家花园种植、养殖此类作物和动物，也可去传统农场、农产品贸易市场、食品合作社、鱼市（或者亲自下海捕鱼）或者超市购买。这类食物未经加工或包装，并且一般不带产品标签（如带标签，则应确保其已获得有机食品认证机构的"有机食品"认证）。

西方医学奠基者希波克拉底指出：以食为药，药食同源。分子行为精神病学家艾布拉姆·霍弗也提出了类似观点：身心疾病皆受所吃食物或（因未吃某种食物而导致的）营养不良的影响[9]。以天然食物为主的传统饮食是用天然方法消除焦虑的基础，因为天然食物能够为身体产生神经递质和激素的过程提供至关重要的营养素（如构成动物蛋白的氨基酸、红肉中的锌、绿叶蔬菜中的镁、谷物中的 B 族维生素、鱼类和肉类中的 ω-3 脂肪酸、蔬菜和水果中的抗氧化剂等）。这些营养素组合在一起，成了对抗焦虑的动力源泉。

食物是人体的"燃料"，因此食物的质量至关重要。如果条件允许，你应尽量选购用草饲动物制成的、有机的食物，如：草饲动物的肉；以类似草饲方式饲养的奶牛、山羊或绵羊的奶制成的乳制品；放养（即在草场上自由觅食，而非圈养）禽类的禽肉和蛋类；放养的鱼类；有机且产自本地的蔬果。

保持恰当的饮食规律

不仅食物质量对焦虑程度有显著影响，进食的时机也同样关键。不吃早餐或进食间隔时间长都会导致低血糖，使人出现焦虑、紧张和易怒等症状[10]。第二章中的建议可极大地改善这些症状。需要强调的是，早餐必不可少（且应含有优质蛋白的来源，如蛋类），你应坚持一日吃三餐外加两种健康的零食，并且每餐和大部分零食都应含有碳水化合物、蛋白质和脂肪。

摄入优质动物蛋白

蛋白质可以被分解为氨基酸，人摄入蛋白质的多少会直接影响血液和大脑中的氨基酸水平。大脑中的氨基酸可对神经递质的水平产生影响，而神经递质的水平往往可以左右人的情绪[11]。虽然乳制品能够提供蛋白质，豆类、谷物、坚果也能提供少量蛋白质，但肉类、蛋类和鱼类中的蛋白质含量相对更高（根据我的经验，这类动物蛋白最健康、对身体最有益）。第六章将对与蛋白质相关的话题做详细探讨。

我尊重素食主义者的选择，但我强烈建议该群体摄入适量的动物蛋白，因为动物蛋白在消除焦虑的征途中起着举足轻重的作用。你如果坚持纯素饮食，暂时不愿或者不能食用肉类，也不必因此灰心丧气，因为你还有其他蛋白质来源可供选择，如坚果、豆类和发芽 / 发酵豆制品（如豆芽、豆豉和豆腐）。你可结合本章的膳食指南，将含植物蛋白的食物纳入日常饮食，但不可过度依赖精制大豆产品。此外，你应考虑食用乳清 / 豌豆 / 大米蛋白粉（这些食物包含多种氨基酸），还应在必要时补充铁、锌、$\omega-3$ 脂肪酸和维生素 B_{12}。但是，你如果在实施书中建议后仍然存在情绪问题，就可以重新评估自己的饮食并考虑将蛋类、鱼类和肉类纳入饮食方案。

你可能认为我缺乏同理心，但在发现引发焦虑的食物之前，我也是素食主义者，所以我完全理解你。不过，基于我的个人经历和临床经验，我不再坚持纯素饮食，也奉劝存在心理健康问题的人不要执迷于纯素饮食。

红肉（草饲动物的肉）

前文的澳大利亚研究发现，饮食中含有草饲动物的肉有益于心理健康[1]。事实上，该研究的首席成员费利斯·杰卡博士在 2010 年 1 月接受采访时称："我们一般认为多脂鱼类是 $\omega-3$ 脂肪酸的唯一来源。实际上，优质红肉，即草饲动物的肉中同样含有极高水平的 $\omega-3$ 脂肪酸。相比之下，谷饲动物的肉往往含有更多的 $\omega-6$ 脂肪酸——这种脂肪酸极不健康，而且可能与各种心理问题有关[12]。"另外，她还在一封邮件中告诉我："牛肉和羊肉的食用量与抑郁症患病风险呈负相关……红肉食用量不足的人更容易患抑郁症。"鉴于焦虑症与抑郁症之间的联系以及我的临床经验，我认为食用红肉对焦虑症患者同样有益。因为在人体所需的营养素中，锌和维生素 B_6 的缺乏是某些人患焦虑症的重要原因（见第八章），而红肉是维生素 B_6、维生素 B_{12}、维生素 D，以及锌、铁、硒等对情绪有重大影响的矿物质的重要来源。

有些人可能对食用红肉感到担忧。但是有研究表明，并未发现新鲜红肉（和脂肪）与患结直肠癌、卵巢癌和脑卒中存在关联[13~15]。相反，食用加工肉类可能才是这些疾病的罪魁祸首[16]。此外，有些研究综述表明，适量食用红肉，尤其是草饲牛的肉，有益于心脏和整体健康，并且有助于预防癌症——与谷饲牛的肉相比，草饲牛的肉含有更多的共轭亚油酸（Conjugated Linoleic Acids，CLA）、维生素 E、维生素 C、谷胱甘肽和 $\beta-$ 胡萝卜素[17]。这些营养素均有助于预防癌症。因此，红肉以草饲动物的肉为佳，如果条件允许，请你尽量从农贸市场或本地农场购买新鲜的草饲动物的肉。

禽肉与蛋类

禽肉是烟酸（一种 B 族维生素）和氨基酸——尤其是色氨酸（参与合成血清素）的极佳来源，同时也是维生素 B_6 和硒的理想来源。禽肉与蛋类也应以有机产品为佳。无论是鸡肉还是鸡蛋的来源，草饲鸡都是最佳选择。因为与谷饲鸡的肉相比，草饲鸡的肉含有更多的 ω-3 脂肪酸。

人们对蛋类误解颇深，不少人甚至特意问我蛋类（尤其是蛋黄）能否食用。蛋类其实是健康的食物，是天然饮食的重要组成部分。它是物美价廉的优质蛋白来源，而且还含有硒、碘、维生素 A 和维生素 D。蛋黄还是胆碱的极佳来源，胆碱对大脑健康至关重要——胆碱是卵磷脂的基本成分，而卵磷脂有助于人体合成乙酰胆碱（一种神经递质），从而增强大脑的信息传递功能。有研究显示，食用蛋类实际上并不会导致心脏病[18, 19]。如欲达到一餐的蛋白质摄入量（20~30 g），你需要吃 3 个中等大小的鸡蛋。但需要注意的是，蛋类还是常见的食品致敏原（见第四章）。

鱼类和其他海鲜

澳大利亚、西班牙和英国的研究人员均发现，吃鱼能够改善心理健康[1-3,5]。非人工养殖的小型鱼类是最佳选择，部分原因是人工养殖的鱼类的体内含有抗生素和人工色素。并且在人工养殖的鱼类和大型野生鱼类（如加州大比目鱼）的体内，汞（一种有毒的金属元素）和多氯联苯（Polychlorinated Biphenyls，PCBs）的水平更高——毒素水平高的鱼类应尽量避免食用。此外，有动物研究表明，汞和 PCBs 与糖尿病的患病风险增大存在关联[20]。也有不少研究表明，适量吃鱼的益处大于潜在的毒素风险。并且有证据表明，某些鱼类体内天然含有的硒能够保护人体免受汞的毒害[21]。淡水鱼类以鳟鱼为佳，海鱼则以太平洋大比目鱼和鳕鱼为佳。住在海边的人可就近到鱼市购买新鲜的海鱼，其他人可网购，或去本地商店购买新鲜的海鱼或冷冻鱼。

此外，虽然我很少推荐罐头，但罐装三文鱼、沙丁鱼、贻贝、牡蛎和

（优质的）金枪鱼是理想的海鲜产品，它们便于携带，适合旅行时食用。但需要注意的是：海鲜罐头应选择橄榄油浸或水浸产品，而非棉籽油浸产品；金枪鱼应适量食用，或者购买汞含量较低的产品；因为贝类易积聚毒素，所以应购买捕捞于水质干净的水域的贝类。

海鲜富含氨基酸、ω-3脂肪酸、维生素A、维生素B$_{12}$、维生素D、锌、碘、铁、钙、硒，有益于改善情绪。其中，牡蛎的锌含量极高，贻贝、蛤蜊和螃蟹也是高锌食物。如前文所言，缺锌是某些人患焦虑症的关键因素（见第八章），所以食用海鲜对此类人群有益。有一项研究显示，在海鲜销售量高的国家，其国民患抑郁症的比例较低[22]。鉴于焦虑症与抑郁症之间的联系，我认为食用海鲜可能还有助于预防焦虑症。

也有研究人员研究了服用鱼油（富含ω-3脂肪酸）对心理健康的影响。结果显示，有些服用鱼油的受试者的情绪得到了改善，有些却并未取得实质的成效[23, 24]。因此，我建议你多吃鱼类，尤其是多脂鱼类，如三文鱼、鳕鱼和沙丁鱼，并在ω-3脂肪酸水平较低时补充鱼油。（如欲详细了解人体必需脂肪酸的相关信息，请参阅第八章。）

动物蛋白来源：草饲动物的肉（如牛肉、羊肉、野牛肉）、放养禽类的肉、蛋类、鱼类（如比目鱼、三文鱼、沙丁鱼）和其他海鲜（虾、贻贝、牡蛎等）、乳清蛋白粉（乳清蛋白粉源自乳制品，在严格意义上它并非天然食物，之所以被列入，是因为它含有大量优质蛋白）。

建议食用量：含优质蛋白的食物的日食用量应为85~110 g。此外，每周还应吃2~3次鱼。

食用新鲜含淀粉的蔬菜

虽然大多数人对含淀粉的蔬菜不敏感，但凡事都有例外。这也是抗焦虑饮食方案3将含淀粉的蔬菜排除在外的原因。建议你做一次含淀粉的蔬菜的排除试验，以确定它们是否适合你食用（见第四章）。

如果你对含淀粉的蔬菜不敏感，建议你每天至少食用1份（烹熟后约1杯）。此外，这类蔬菜还可与谷物相互代替。

含淀粉的蔬菜的选购和烹饪方法与无淀粉的蔬菜大同小异。如果条件允许，应尽量选购本地有机应季蔬菜。烹饪方法以蒸和烤为主，因为蔬菜不适合煮（如果用于做蔬菜汤或慢炖类的菜肴，也无妨）。含淀粉的蔬菜可与黄油或其他油脂搭配食用，以提高营养素的吸收率，减轻淀粉对血糖水平的影响。

〜〜〜〜〜〜〜〜〜〜〜〜〜〜〜〜〜〜〜〜〜〜〜〜〜〜〜〜

含淀粉的蔬菜包括：甜菜茎、玉米、豌豆、土豆、红薯、萝卜和冬南瓜（即奶油南瓜）。

建议食用量：每天应至少食用1份。对含淀粉的蔬菜敏感的人不建议食用。

〜〜〜〜〜〜〜〜〜〜〜〜〜〜〜〜〜〜〜〜〜〜〜〜〜〜〜〜

食用新鲜的无淀粉蔬菜

蔬菜是天然食物的重要组成部分。本章已经提到的4项研究均证实，蔬菜可对情绪产生有益影响[1-3,5]。蔬菜能够提供矿物质（如钙、镁、锰、钾和锌）、多种 B 族维生素以及抗氧化剂（如维生素 A、维生素 C、维生素 E 和维生素 K），这些营养素大多在稳定情绪和保持心理健康方面发挥着重要作用。其中，抗氧化剂还可以预防氧化应激——一种以自由基水平过高为特征的生理状态，该状态通常与情绪障碍有关[25]。但蔬菜不宜烹煮或浸泡过长时间，因为这会导致营养素大量流失。如果你想煮蔬菜，不妨用煮蔬菜的水来制作酱汁或汤。

有机产品始终是对健康和环境更有利的选择。本地种植或生产的有机、新鲜的农产品通常更有营养，口感更好[26]。此外，种植和食用有机蔬菜更有利于农场工人和食客的健康。一项针对农场工人的研究表明，农药暴露与认知问题和心理问题（包括焦虑症和抑郁症）之间存在关联[27]。另一项研究发现，蔬菜和水果中的农药水平即使极低，依然可增大儿童患注意缺陷多动障碍的风险[28]。好消息是，农药对神经系统的影响已经引起了医学界的关注。

致力于保护公众健康和公共环境的美国非营利组织环境工作组会定期发布一份农产品购买指南，如"12 种农药含量最高的蔬果"和"15 种农药含量最低的蔬果"[29]。"12 种农药含量最高的蔬果"指最有可能受到农药污染的 12 种水果和蔬菜，包括苹果、甜椒、蓝莓、芹菜、樱桃、葡萄、羽衣甘蓝、芥蓝、桃驳李、桃、土豆、菠菜、草莓——在购买这些蔬果时尤其要选择有机产品。"15 种农药含量最低的蔬果"则指受农药污染程度最低的水果和蔬菜，包括芦笋、鳄梨、卷心菜、香瓜、茄子、葡萄柚、蜜瓜、猕猴桃、杧果、洋葱、菠萝、甜玉米、甜豌豆、红薯和西瓜——在选购这些蔬果时可以选择非有机产品。

无淀粉蔬菜包括：菊科^①蔬菜（菜蓟、牛蒡、生菜）、天门冬科蔬菜（芦笋）、樟科植物的果实（鳄梨）、十字花科蔬菜（白菜、西蓝花、抱子甘蓝、卷心菜、花椰菜、芜菁、白萝卜、红皮萝卜、芝麻菜、羽衣甘蓝、芥蓝、芥菜）、伞形科蔬菜（茴香、芹菜、香菜、胡萝卜、欧芹）、茄科蔬菜（番茄、甜椒、茄子）、葫芦科蔬菜（黄瓜、曲颈南瓜、扁圆南瓜和绿皮西葫芦）、百合科蔬菜（大蒜、洋葱）、姜科蔬菜（生姜）、豆类（青豆、甜豌豆）、苋科蔬菜（甜菜叶）、藜科蔬菜（菾菜、菠菜）、荨麻科蔬菜（荨麻）、蘑菇科菌类（蘑菇）、莎草科蔬菜（荸荠）。

　　建议食用量：每天至少吃4份无淀粉蔬菜。对于熟蔬菜，1份约为1杯；对于用作沙拉的生蔬菜，1份约为2杯。

食用新鲜水果

　　水果也是天然饮食的重要组成部分，而且食用新鲜水果已被证实有助于改善情绪^[1~3,5]。水果与蔬菜具有相似的营养功效。但水果同样可能受到农药污染，所以在选购水果时你也应遵循环境工作组的购买指南。

　　水果包括（按单位重量的热量由高到低排列）：香蕉、无花果、猕猴桃、蓝莓、蜜瓜、苹果、树莓、杧果、梨、橙子、樱桃、蔓越莓、葡萄、菠萝、油桃、橘子、黑莓、桃、杏、李子、柠檬、葡萄柚、西瓜、草莓、

---

　　①　此处列出科属的目的是方便你查找具体蔬菜，不代表该科属下每种蔬菜都不含或只含少量淀粉。——译者注

木瓜和香瓜。

建议食用量：每天 2~4 份（食用含糖量高的水果时应减量）。1 份水果通常相当于 1 个小苹果或 1/2 杯浆果。但你如果患有念珠菌病，则应在短时间内少吃或完全不吃水果。

食用豆类

豆类（以及豆芽）不仅是蛋白质和碳水化合物的理想来源，而且还富含膳食纤维，但不易被人体消化。建议你先将要烹饪的豆类浸泡一夜，然后再将其与海洋蔬菜（尤其是海带）一起烹饪，以提高豆类所含营养素的吸收率。

大豆不仅是一种常见的食品致敏原，而且极难被消化。大豆中的物质还会抑制甲状腺功能，影响生殖系统。即使你对大豆不敏感，我仍建议你只少量食用发酵豆制品，如味噌和无小麦酱油，偶尔食用有机豆腐和豆豉。如果你不确定自己是否对大豆敏感，建议你做一次大豆排除试验。

对豆类敏感的人较多，这也是抗焦虑饮食方案 3 排除这类食物的原因。你如果已经尝试过各种方法，但仍然无法消化豆类，那么我建议你做一次饮食排除试验，确定对自己有益 / 有害的食物（见第四章）。

建议食用的豆类：黑豆、豇豆、鹰嘴豆（鹰嘴豆泥）、扁豆、黑白斑豆、干豌豆瓣和其他豆制品。

建议食用量：每周可食用烹熟的豆类或豆制品若干次，每次 1/2 杯，但对豆类敏感的人不宜食用。

摄入有益脂肪

一味地回避或限制摄入脂肪是错误的。人体需要脂肪，脂肪是神经系统运作、调节激素水平等许多生理过程的关键。

摄入足量的有益脂肪可对情绪和身体产生积极影响，这一点已被许多研究证实。研究人员通过对比脂肪摄入量占比分别为41%和25%的两组受试者发现，脂肪摄入量多的一组受访者焦虑程度更轻、更不易怒，整体情绪更健康。此外，两组受访者在低密度脂蛋白胆固醇（Low Density Lipoprotein Cholesterot，LDL-C，即所谓的"有害胆固醇"）和甘油三酯水平方面不存在显著差异[30]。一篇有关膳食脂肪与心脏病的联系的综述表明，摄入有益脂肪比少摄入脂肪更重要[31]。该研究的作者指出，摄入反式脂肪和植物性脂肪是心脏病的致病因素，但摄入饱和脂肪（如食用椰子油）不是。

确保摄入足量饱和脂肪的另一个重要原因是，饱和脂肪能够帮助身体从蔬菜中吸收更多的类胡萝卜素，如β-胡萝卜素[32]。约瑟夫·皮佐尔诺是一位杰出的自然疗法医生。他在研究中发现亚麻籽油不仅在帮助广场恐惧症患者克服恐慌心理方面有一定功效，还能减轻人体因缺乏脂肪酸而出现的问题，如皮肤干燥、头屑增多、指甲易断裂和神经紊乱[33]。

你可以实施下列建议，以确保从饮食中充分摄入有益脂肪。

橄榄油是地中海式饮食的重要组成部分，它具有许多公认的益处。一项动物研究显示，橄榄油有助于减轻焦虑[34]。橄榄油适合用作蔬菜的调味料，能够促进人体对蔬菜中营养素的吸收。你可以在橄榄油中加入醋或鲜榨柠檬汁，调制出美味的沙拉汁。纯橄榄油配烹熟的天然谷物也是一道美食。需要注意的是，包括橄榄油在内的所有食用油均以冷榨、有机、深色瓶装产品为佳。

黄油含有大量饱和脂肪，适合高温烹饪。融化后的黄油可以搭配烹熟的蔬菜食用。你如果对乳制品敏感，可以尝试酥油（一种澄清黄油），因为它不含牛奶中容易致敏的酪蛋白和乳糖。

椰子肉和椰子水可制成椰子油和椰奶。与其他食用油（如橄榄油）相比，椰子油更耐高温，是烹饪的理想选择。你可将全脂椰奶与奶昔混合，制作泰式咖喱饭；或者将全脂椰奶与新鲜水果混合，然后冷冻起来制成冰棍。直接购买新鲜椰子最好，但有时为了方便起见，购买罐装椰奶、椰子酱、椰子油和无糖椰子干亦可。

现磨亚麻籽油是制作奶昔和沙拉的理想食材。与其他大多数含有益脂肪的食用油相比，亚麻籽油稳定性较差，因此不适合与热菜搭配食用（但仍然可以淋在熟食上）。此外，亚麻籽油应贮存在不透明容器内，放入冰箱冷藏，以免其因暴露在阳光下而变质。

坚果和种子也都是制作沙拉和蘸酱的理想食材。但市售的炒坚果和炒种子并非健康选择，因为这些产品可能含有有害的变质脂肪。建议你在食用坚果之前将其浸泡一下，以便稀释其中的酶抑制剂，从而促进身体对坚果中营养素的吸收。在众多种子中，南瓜子是色氨酸、ω-3脂肪酸、锌、铁、钙和B族维生素的理想来源，其蛋白质含量高于许多其他种子，你可以先将南瓜子浸泡约6小时，再沥干水分，加入海盐、胡椒、姜黄、生姜等香料，炒熟后食用。炒熟的南瓜子不仅好吃，其中的营养物质还有助于调节血糖水平。炒熟的南瓜子是我最喜爱的调节情绪的零食。

当然，肉类、蛋类、鱼类和乳制品也能提供有益脂肪（包括含 ω–3 脂肪酸的脂肪）。例如，草饲动物的肉、鸡皮和全脂乳制品（如希腊酸奶、白干酪）均是理想的有益脂肪来源。干肉饼是一种美洲原住民的早期方便食品，由肉干、动物脂肪和蔓越莓制成。干肉饼是我最喜欢的高热量零食。

有益脂肪来源：油橄榄和橄榄油、黄油和酥油、椰子油和其他椰子制品、亚麻籽和亚麻籽油、其他种子（葵花籽、芝麻和南瓜子）、坚果（杏仁、巴西坚果、腰果和核桃等）、干肉饼、鳄梨。

建议食用量：每餐和零食均须包含有益脂肪。每天至少食用 1/4 杯（及以上）含有益脂肪的食物和 1/4 杯坚果或种子，尤其是在你的淀粉摄入量较少的情况下。

保持水分充足

每天至少饮用 1.8 L 水，在锻炼和从事体力活动时应增加饮水量。你可以尝试在白开水中加入柠檬片、橙子片或蔓越莓汁，或者饮用不含咖啡因的花草茶（如薄荷茶、甘菊茶、柠檬姜茶、甘草茶或陈皮茶）。其他理想饮品包括椰子水、鲜榨蔬菜汁和发酵饮料，如康普茶（一种发酵茶）或水开菲尔（它既保留了传统开菲尔的所有功效，又不含酪蛋白）。建议你早起喝 1 杯白开水（或加鲜柠檬汁 / 生姜的白开水），这不仅有助于提神醒脑，而且可为消化系统的运转提供支持。

食用乳制品

乳制品（脱脂乳制品除外）是蛋白质和脂肪的理想来源，其中富含的色氨酸可对情绪产生显著的积极影响（见第八章）。虽然不少人对乳制品耐受度高，但它其实是最常见的食品致敏原之一。有几种乳制品相对安全，比如乳清和酥油。有些人对未加工的发酵乳制品，或绵羊/山羊乳制品耐受度高。因此，我强烈建议你做一次为期两周的乳制品排除试验，即使你认为乳制品不是健康问题的根源。

乳制品以草饲山羊奶、绵羊奶或牛奶为佳，你在选购时应尽量确保其不含抗生素和激素。如果条件允许，应尽量选购有机乳制品。你如果无法购买有机乳制品，则应至少确保其不含生长激素。绵羊/山羊乳制品比牛乳制品更容易被消化。未加工的乳制品通常比经过巴氏杀菌或其他加工处理的乳制品更容易被消化。但是比起容易被消化，更重要的是食品卫生，你一定要选购符合食品安全国家标准的乳制品。

发酵乳制品（如酸奶和开菲尔）是绝佳选择，它们富含益生菌或有益菌，而且更容易被消化。白干酪和硬质干酪也值得尝试。建议你进行一次乳制品排除试验，以确定哪种产品适合自己食用或饮用。乳制品适合与其他食物轮换食用或饮用，你可以每3天左右食用或饮用一次能够耐受的乳制品。

建议食用的乳制品：草饲山羊奶、绵羊奶或牛奶，以及以它们为原料制成的奶酪、酸奶、开菲尔、黄油、酥油和乳清蛋白粉。

建议食用量：你如果对乳制品耐受度高，则可以将能耐受的那些乳制品作为每天的蛋白质来源。你还可以把乳清蛋白粉混合到奶昔或其他食物中，每次加 20~30 g。

食用含麸质的天然谷物

鉴于前文提到的 4 种抗焦虑饮食方案中有 3 种将含麸质的天然谷物排除在外，将这类食物列为"应避免食用的食物"似乎更为合适。根据我的经验，麸质通常与情绪问题有关。所以我建议你谨慎食用含麸质的天然谷物，并进行一次为期两周的麸质排除试验（见第四章），即使你认为麸质并非健康问题的根源。

如果你对麸质耐受度高，建议你每天至少食用 1 份小麦、黑麦或大麦。此外，含麸质的天然谷物可与含淀粉的蔬菜、无麸质的谷物相互代替。

浸泡、发芽和发酵能提高谷物的营养价值和消化率。用发芽小麦制成的全麦面包、由发芽谷物制成的饼干和酸面包是理想的含麸质的天然谷物类食品。而经过加工和精制的谷物，以及由其制成的各种食物（如甜甜圈、白面包、市售的饼干和蛋糕）属于应避免食用的食物之列。

含麸质的天然谷物及相关食品包括：天然小麦、黑麦和大麦。它们适合在浸泡、发芽或发酵后制成酸面包食用。

建议食用量：对麸质耐受度高的人应每天至少食用 1 份（烹熟后约 1 杯）含麸质的天然谷物。

食用无麸质的天然谷物

和豆类、含淀粉的蔬菜一样，虽然大多数人对无麸质的天然谷物不敏感，但有些人并非如此。这也是抗焦虑饮食方案 3 不含任何谷物的原因。建议你做一次谷物排除试验，以确定它们是否适合你食用（见第四章）。如果你对无麸质的天然谷物不敏感，建议你每天至少食用 1 份。此外，它们可与含淀粉的蔬菜、含麸质的天然谷物相互代替。

糙米和菰米（一种野生稻米）是膳食纤维和 B 族维生素的理想来源。藜麦的蛋白质含量较高，而且较容易被人体消化，能够为人体提供大量能量——但你在烹饪前应将其洗净。藜麦、小麦和苋菜籽比大米更容易被烹熟。虽然新鲜玉米属于含淀粉的蔬菜，但是干玉米可代替谷物——你如果对麸质敏感，可食用玉米饼和玉米面包。

食用浸泡和发芽后的谷物，可提高人体对各种谷物的消化率。如果条件允许，你应在烹饪前将谷物浸泡 8 小时以上。例如，你如果想在第二天早上吃燕麦片，那么最好将其提前浸泡一夜。

～～～～～～～～～～～～～～～～～～～～～～～～～～～～

无麸质天然谷物包括：苋菜籽、糙米、天然大米、荞麦、小米、藜麦和菰米。最好将谷物浸泡和发芽后食用。燕麦同样不含麸质，但你如果是乳糜泻患者，或者对麸质极其不耐受，那么应该选购经过认证的无麸质燕麦产品，因为燕麦在加工和运输过程中可能因受到污染而含有麸质。

建议食用量：每天应至少食用 1 份（烹制后约 1 杯）无麸质的天然谷物。

～～～～～～～～～～～～～～～～～～～～～～～～～～～～

应避免食用的食物

根据你选择的饮食方案和食物种类，以及个体独特的生化差异性，你需要避免食用乳制品、含有麸质的谷物（甚至是无麸质的谷物）、含淀粉的蔬菜或豆类，或这些食物的特定组合。但无论选择哪种抗焦虑饮食方案，避免食用低营养食物始终是重要原则。

乳制品和含麸质的天然谷物

避免食用乳制品和含麸质的天然谷物（如小麦、黑麦和大麦）的主要原因是，有些人可能对它们敏感，食用后可能引发与焦虑存在潜在联系的各种问题。在极端情况下，某些人对所有谷物、含淀粉的蔬菜和豆类都敏感。正如前文所述，你必须通过进行饮食排除试验来确定哪种食物适合自己食用。第四章将详细介绍饮食排除试验和消除对特定食物敏感的方法。

避免食用低营养食物

低营养食物，也被称为"空心食物"，指不能为人体提供能量和营养的食物，通常含有可能导致焦虑的有害物质。后续章节将对部分低营养食物做详细介绍，这类食物包括含各种添加糖、甜味剂、咖啡因和酒精的食物（见第二章、第三章），在抗焦虑饮食和其他健康饮食中都应被排除。

部分对健康无益的食用油。身体无法识别并消化工业加工过程中产生的氢化油，这类油脂本质上是不健康的，应避免食用。有研究显示，反式脂肪酸与抑郁症风险增大有关[35]。反式脂肪酸经常出现在人造黄油和各种加工食品（如奶精和烘焙食品）中。尽管植物油被打上了"健康"标签，但不少植物油的结构并不稳定，因此许多植物油并不适合烹制热菜。建议你避免食用除橄榄油以外的其他任何植物油，包括菜籽油、玉米油、大豆油、经过热处理和除臭的植物油，以及市售的含有植物油的沙拉酱。在实施不含加工食品的抗焦虑饮食方案期间，你如果偶尔需要购买植物油，应确保其不含任何对健康无益的脂肪。

加工食品。任何健康饮食都不会给这类食物留一席之地，抗焦虑饮食尤其如此。含防腐剂、人工色素和增味剂（如水解蛋白、酵母自溶物、谷氨酸钠及其变体——酪蛋白酸钠）等添加剂的包装食品均为应避免食用的食物。大多数罐头、加工肉类、快餐和调味酱都属于加工食品。罐装汤、干酪酱、早餐麦片和冷冻快餐常常是健康问题的罪魁祸首。

转基因食品。美国种植的非有机玉米、大豆和油菜籽大多属于转基因食物。所以用这些食物制成的加工食品都属于转基因食品。我们为什么要避免食用转基因食品？虽然食用转基因食品造成的长期健康后果尚不明确，但初步动物研究已经发现了转基因食品的有害影响。出于对健康的担忧，人们呼吁研究人员对转基因食品的安全性做进一步研究[36]。但遗憾的是，美国政府并未要求生产商在转基因食品的包装上张贴相应标识①。所以，食用天然食物、购买有机食品是避免食用转基因食品的唯一办法。

---

① 中国对农业转基因产品实行按目录定性强制标识制度。——译者注

避免摄入含添加糖、甜味剂的食品和碳酸饮料（见第二章）。 简而言之，含各种添加糖、浓缩糖浆（如玉米糖浆、高果糖玉米糖浆、葡萄糖浆、麦芽糖浆）、甜味剂（如阿斯巴甜、糖精和三氯蔗糖）的食品（包括糖果、蛋糕和其他含糖的烘焙食品）、碳酸饮料均在应避免食用的食物之列。

避免摄入咖啡因（见第三章）。 简而言之，咖啡（即使是脱因咖啡）、茶（绿茶和不含咖啡因的茶除外）、巧克力（黑巧克力除外），以及含咖啡因的其他食物和饮料均在应避免食用的食物之列。

低营养食物总结：部分对健康无益的食用油、含添加剂（如人造防腐剂、色素和增味剂）的加工食品、转基因食品、含添加糖和甜味剂的食品、碳酸饮料和咖啡。

食用高营养食物

在对患者做一对一诊疗时，我的首要目标是向他们传授食用优质天然食物的基本知识（见本章）并帮助他们制订个性化饮食方案。在基本确定适合患者的饮食，患者按照方案进食之后，他们的焦虑症状通常会显著减轻。此后，我会向患者介绍各种高营养食物，包括动物内脏、发酵食品、浓汤、香草、豆芽及其他发芽种子、原味苹果醋、海洋蔬菜和味噌及其益处。你如果对以上任何一种食物有兴趣，可以大胆尝试并将其纳入饮食。你如果一时无法接受这些食物，也可以考虑留待以后添加。

动物内脏。内脏营养丰富，对健康非常有益。千百年来，不少饮食文化都将动物内脏视为高营养食物。肝脏是维生素 A、维生素 B_{12}、叶酸、其他 B 族维生素、铁和蛋白质的极佳来源。你如果无法接受牛肝，可以尝试鸡肝或羊肝，这两种动物肝脏的味道相对容易被接受。你可以用冷冻后磨碎的肝脏制作肝酱、肉卷等食物。其他常见的动物内脏包括牛心和牛肾。如果你能够接受内脏作为蛋白质的来源之一，建议每周至少食用 1 份（大约 100 g）。

发酵食品。发酵食品是另一种有着悠久历史的传统食品，富含酶和益生菌，有助于维持肠道菌群的平衡，为消化系统健康运转提供支持。有些发酵食品较为常见，如酸奶、酸菜、泡菜。另一些则更具有异国情调，如开菲尔（包括水开菲尔）和康普茶。鉴于益生菌的健康功效渐渐为人所知，越来越多的发酵食品走进人们的视野。你可选购发酵萨尔萨辣酱（一种用洋葱、辣椒、番做的辣味酱汁）或沙拉酱，也可自制发酵食品。发酵食品适合与日常饮食搭配食用，但只可少量食用。

浓汤。浓汤有助于消化，对消化系统有较好的修复功效，而且有助于提高免疫力。自制骨汤和蔬菜汤营养丰富，富含矿物质。骨汤的做法简单：取一口大锅（炖锅亦可），倒入 3/4 的水，先下入整只鸡的骨头（或牛骨），再加 2 汤匙苹果醋（苹果醋有助于让骨头中的矿物质进入汤中），然后盖上锅盖，文火炖 8~10 小时（鸡骨）或 16~20 小时（牛骨）。浓汤可搭配糙米或其他天然谷物食用，也可直接饮用（每周若干次）。

新鲜香草及其他香料。香草和香料不但可以极大地丰富食物的味道，为烹饪增添乐趣，给菜肴增加风味，而且还具有一定的药用价值，如薄荷和生姜有助于促进消化，姜黄和迷迭香可以预防癌症。香草以新鲜香草为佳，干香草亦可。在众多香料中，大蒜、生姜、欧芹和香菜可大量食用。

此外，建议你食用优质非精制盐，如凯尔特海盐和喜马拉雅海盐，每天 1 茶匙即可。除了丰富食物的味道，非精制盐还能够提供身体所需的重要矿物质，促进消化，改善食欲。

豆芽及其他发芽种子。发芽种子制成的食品营养丰富，是植物蛋白的主要来源。发豆芽（如苜蓿、绿豆、扁豆和西蓝花）操作简单，你可以自行尝试。发芽种子制成的食品可用来制作沙拉，也可加到将出锅的菜肴中。

原味苹果醋。苹果醋是一种历史悠久的天然药膳。它含有多种维生素和矿物质，可促进消化，稳定血糖水平。你可以将苹果醋与橄榄油混合制成沙拉汁，也可将 1 汤匙苹果醋加入 1 杯（约 240 mL）水中直接饮用。

海洋蔬菜。海洋蔬菜富含碘、铁、镁等矿物质，有助于预防癌症[37]。红藻、海带和巨藻适合搭配汤、炖菜和豆类菜肴食用。海苔是一种海藻，亦是一种美味零食，可用于制作寿司，也可用于在制作卷饼时代替玉米饼皮。

发酵食品。味噌是一种发酵黄豆酱，它不仅具备发酵食品的所有益处，而且还有助于预防癌症和心脏病[38]。味噌是我推荐的为数不多的豆制品之一。但味噌不适合加热，因为高温会破坏其中的酶。最简单的烹饪方法是将 1 汤匙味噌在适量的温水中融化开，然后在开饭前将其倒入汤或炖菜中。你如果对大豆敏感，或者出于其他原因无法食用豆制品，则可以购买由大米、大麦或其他豆类制成的有机味噌。

食物的日食用量与搭配

我推荐在三餐和吃零食时摄入蛋白质、有益脂肪和碳水化合物。蛋白质和有益脂肪的摄入量遵循适量原则。碳水化合物摄入量则要低于典型的西式饮食中碳水化合物的含量。

实施碳水化合物含量较低的饮食方案的人需要增加蛋白质和有益脂肪的摄入量。需要注意的是，食物的日食用量的建议只作为你在制订适合自己的最佳抗焦虑饮食方案时的参考指标。你无须对食物的杯数和热量斤斤计较，而应根据自身经验和个人的独特营养需求对摄入量进行调整。以下是一顿营养均衡的午餐/晚餐的膳食配比示例。

- 烤羊肉、烤牛肉或烤鱼（蛋白质）应占餐盘的 1/4。
- 红薯（含淀粉的蔬菜）配融化开的黄油（可提供脂肪），或者糙米（谷物）配橄榄油（可提供脂肪）应占餐盘的 1/4。
- 蒸西蓝花、花椰菜和芦笋（无淀粉蔬菜）应占餐盘的 1/2，你也可淋上适量黄油或橄榄油（增加脂肪摄入量）。

除此之外，你还可以每餐食用：几勺泡菜（高营养食物）；一份含绿豆芽（高营养食物）和无淀粉蔬菜的沙拉；鳄梨片（可提供脂肪）；芝麻（可提供脂肪）；橄榄油（可提供脂肪）；苹果醋（高营养食物）；新鲜的香草（高营养食物）；新鲜的/烤水果配椰奶或鲜奶油（可提供脂肪）。

要点总结

在使用任何食谱时，你都需要根据个人口味和营养需求对食谱做出适当调整。具体而言，你可能需要用橄榄油、黄油或椰子油替换食谱中的菜籽油或其他不健康的食用油；用无麸质面粉替换小麦粉；用不含小麦的酱油替换普通酱油；用红肉、鸡肉或鱼肉替换豆腐。当然，一切需要使用加

工 / 精制食材、添加糖、甜味剂或过量天然甜味剂的食谱都应在排除之列。

抗焦虑饮食方案实施起来并不费力，因为这更像是饮食的返璞归真。虽然改变饮食一开始有些令人难以接受，但是你一旦找到正确的方向，便能在短时间内改善自己的健康状况。在实施抗焦虑饮食方案时，身心的积极变化能够成为你坚持下去的强大动力。好好享受发掘健康饮食的过程吧！

本章内容复杂，所以我特意将本章内容进行总结，方便你设计出适合自己的个性化抗焦虑饮食方案。

有益的饮食习惯

- 食用各种优质天然食物
- 摄入优质动物蛋白
- 每周吃鱼若干次
- 摄入有益脂肪
- 食用有机蔬菜和水果
- 食用含提供碳水化合物的谷物（如不敏感）
- 坚持吃早餐并确保摄入充足蛋白质
- 一日三餐加零食
- 三餐和零食应含丰富的蛋白质、碳水化合物和有益脂肪
- 多饮水
- 根据个人特殊的营养需求安排饮食

高营养食物

- 动物内脏
- 发酵食品
- 浓汤
- 香草和香料
- 豆芽
- 原味苹果醋
- 海洋蔬菜
- 味噌

应注意的食物

- 含麸质的天然谷物（如不敏感），最好将谷物浸泡一段时间，待其发芽或发酵后再食用

- 乳制品（如不敏感），以发酵乳制品为佳
- 无麸质谷物、豆类和含淀粉的蔬菜

"有害"食物

- 含对健康无益的脂肪的食用油
- 含有人造添加剂（如防腐剂、色素和增味剂）的加工食品
- 咖啡及其他咖啡因含量较多

的食物和饮品
- 含添加糖、甜味剂的食品和碳酸饮料
- 转基因食品

第二章

糖的危害与稳定血糖水平

食用含添加糖和其他精加工碳水化合物的食物可导致血糖水平剧烈波动，从而引发焦虑。避免食用此类食物不仅可以避免在两餐之间或在少吃一餐时因低血糖而浑身发抖，而且有助于减轻甚至完全消除焦虑、紧张、易怒症状、压力和重负感。

本章涉及两大主题：①含添加糖和含糖量高的加工食品危害情绪健康和整体健康的机制；②血糖水平波动以及低血糖引发焦虑的机制。厘清这两大机制有助于你理解为什么稳定血糖水平能够对情绪产生如此巨大的影响。我在实践中发现，稳定血糖水平是多数患者康复的关键（无论他们是否有焦虑问题），因为血糖水平稳定可改善情绪、精力、专注力和睡眠质量，并且可以抑制食欲。

血糖水平失控会引发一个恶性循环：当血糖水平下降时，身体对糖的渴望会增强，从而促使人摄入更多的糖，而增大糖摄入量会导致血糖水平再骤增骤降。这种"过山车"式的血糖水平波动伴随着焦虑和情绪波动。血糖水平波动还会使肾上腺产生大量皮质醇，最终导致肾上腺应激。这是另一个恶性循环，因为肾上腺应激意味着身体对血糖水平的控制能力更差（与肾上腺相关的知识请参阅第八章）。此外，糖摄入量越大，其他各种营养素相对就越缺乏，从而进一步削弱了身体对血糖水平的控制能力。

糖摄入量问卷

判断糖摄入量和血糖水平是否与你的焦虑有关，第一步是确定你是否摄入了过量的糖或者你是否对糖上瘾。糖摄入量问卷将帮助你找到答案。请阅读下列问题，并在符合你目前的状况（答案是"是"）的问题前打钩。问题中的"其他甜味剂"包括甜菊糖、木糖醇、果糖、蜂蜜、红糖、枣糖、枫糖浆、龙舌兰糖浆、甜味剂等（详细清单见后文）。

☐ 你是否会在天然食物或饮料中额外添加糖或其他甜味剂？

☐ 你是否喜欢食用含添加糖或其他甜味剂的加工食品，如糖果、饼干或蛋糕？

☐ 你是否喜欢喝含糖碳酸饮料、无糖碳酸饮料、运动饮料或果汁？

☐ 你是否喜欢在餐后吃甜食，或者你是否喜欢吃甜食？

☐ 你是否喜欢用"健康"的甜味剂（如蜂蜜、枫糖浆或龙舌兰糖浆）代替添加糖？

☐ 你是否喜欢食用含木糖醇、甜菊糖或甜味剂（如三氯蔗糖、阿斯巴甜）的食物？

☐ 你是否每天都食用大量的水果（每天10份以上）？

☐ 你是否每天都食用大量的干果？

☐ 你是否有食用过量含糖食物的倾向，如一次吃一整盒饼干而非一两块，或者一次吃一整条巧克力而非一小块？

☐ 你是否每天都食用"白色食品"，如白面制品和白米？

□ 你是否认为自己在吃甜食之后更快乐、平静、舒适或精力充沛？

□ 你会因食用含添加糖或其他甜味剂的食物而感到内疚吗？

□ 你在克制自己不吃含添加糖的食物时是否会产生空虚感？

如果以上的问题至少有 3 项符合你目前的状况（答案是"是"），说明你可能摄入了过量的糖，或者你对糖上瘾。

添加糖和甜味剂的危害

戒糖和戒甜味剂都是困难的过程。后文将探讨摄入过量的糖从而加重焦虑的机制，以及与糖相关的其他健康问题，以增加你戒糖的动力。

血糖水平与焦虑。人体需要葡萄糖为所有细胞（尤其是脑细胞）提供能量，但维持血糖水平的相对稳定同样重要。饮用碳酸饮料、食用含添加糖 / 甜味剂（包括蜂蜜和枫糖浆）和含精制碳水化合物的食物都会导致血糖水平骤增骤降，从而引发焦虑、紧张，使人变得易怒。该问题将在后文详细讨论。

糖、乳酸水平与焦虑。糖和酒精可导致血乳酸水平升高，从而引发焦虑和惊恐发作，所以焦虑症患者可能对乳酸更敏感[1]。除糖外，引起乳酸水平升高的因素还包括摄入咖啡因和食品致敏原，以及维生素 B_1、烟酸、维生素 B_6、钙和镁水平低下[2]。

添加糖与焦虑、抑郁。美国威斯康星州阿普尔顿市的一所特殊高中专门接收有情绪问题（如经常焦虑、疲惫、愤怒、沮丧）且不服管教的青少年。1997 年，营养学和行为学专家芭芭拉·斯蒂特帮助该校实施了一项新的健康饮食方案。该方案包含大量天然食物，排除了含添加糖的食物和其他垃圾食品，并且用纯净水代替碳酸饮料。方案实施之后，学生的情绪、行为和学习成绩得到了显著的改善和提高[3]。芭芭拉在电子邮件中告诉我，这项健康饮食方案随后被引入至整个学区，大约 15 000 名学生因此受益。一个显著的改变是，该学区每年的高中辍学人数降至 16 人，而此前的年平均辍学人数为 450 人。在另一项研究中，通过收集 6 个国家的每日糖摄入量数据，研究人员发现，糖摄入量大与抑郁症发病率高之间存在较强的正相关性[4]。鉴于抑郁与焦虑之间的联系，糖摄入量与焦虑之间可能也存在类似关联。

添加糖与营养不良。添加糖和甜味剂之所以有害，是因为在它们的提炼和加工过程中，铬、锰、锌和镁等矿物质被剥离，导致它们不含除碳水化合物以外的其他任何营养素，而身体为了消化这些碳水化合物，会动用储备的矿物质、B 族维生素和钙，从而造成身体中的营养素被消耗殆尽。然而，其中许多营养素在预防焦虑和抑郁方面起着重要的作用。摄入过量的糖造成的另一个问题是，它会抑制人对高营养食物的欲望，从而阻碍人体对营养素的吸收。试想一下，你如果在下班回家后先吃几块蛋糕，那么还有胃口吃晚餐吗？

汞与转基因食品问题。高果糖玉米糖浆是大多数加工食品都含有的配料，然而，人们已经在高果糖玉米糖浆样品中检测出了汞——可对神经系统造成损害[5]。虽然食用高果糖玉米糖浆和转基因玉米制成的其他甜味剂造成的后果尚不明确，但为了安全起见，你最好避免食用它们。

糖和其他甜味剂的其他有害影响。摄入过量的糖造成的其他问题包括蛀牙、糖尿病和肥胖。有研究还发现了果糖与心脏病之间的联系[6]。吃糖还会削弱免疫力，引发注意力缺陷多动障碍、关节炎和癌症[7~10]。此外，动物研究还表明高糖饮食会阻碍消化酶的产生[11]。而且，众所周知，摄入过量的糖还会使念珠菌病恶化[12]。

糖和甜味剂的定义

我们有必要详细介绍并分析糖和甜味剂的种类，以及它们的有益 / 有害影响。表 2-1 列出了可影响血糖水平、致人对甜食产生渴望的大部分食物。需要注意的是，过量食用任何水果和甜食均有害无益。即使你认为自己吃的是健康的甜味剂（如用枣糖或蜂蜜代替精制白糖），但是经常食用它们仍然有可能导致摄入过量的糖。一般而言，适量食用新鲜水果即可满足你对糖的渴望。

表 2-1　常见含糖食物及其对身体的影响

食物	益处	弊端	是否影响血糖？	是否适于食用？
水果	● 是天然的含糖食物 ● 含膳食纤维 ● 营养价值高	不适合念珠菌病患者	单独食用有影响	极适合食用
干果	● 天然含糖食物 ● 含膳食纤维 ● 营养价值高	● 不适合念珠菌病患者 ● 容易过量食用	单独食用有影响	宜少量食用
蜂蜜、枫糖浆、糖蜜	消化时不消耗营养素	不适合念珠菌病患者	单独食用有影响	宜少量食用
枣糖、脱水甘蔗汁	消化时不消耗营养素	不适合念珠菌病患者	单独食用有影响	宜少量食用
甜菊糖	无	余味较差	否	宜少量食用
木糖醇	预防蛀牙	有可能引起腹泻	否	宜少量食用

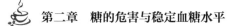

续表

食物	益处	弊端	是否影响血糖?	是否适于食用?
黑巧克力	• 降血压 / 血脂 • 改善胰岛素抵抗[①]的症状 • 预防癌症	• 不适合念珠菌病患者 • 容易过量食用 • 含咖啡因	单独食用有影响	宜少量食用
果汁	营养价值高	• 不适合念珠菌病患者 • 含糖量过高 • 缺乏膳食纤维	是	宜稀释后饮用,不宜频繁饮用
龙舌兰糖浆	无	• 可导致甘油三酯水平升高 • 可引发心脏病和糖尿病	是	否
添加糖、加工碳水化合物	无	• 导致营养不良 • 体重增加 • 可引发心脏病	是	否
高果糖玉米糖浆、加工碳水化合物	无	• 含汞 • 可引发心脏病	是	否
碳酸饮料、能量饮料	无	• 导致营养不良 • 体重增加 • 可引发心脏病	是	否
其他甜味剂	无	• 含有毒素 • 体重增加	否	否

含糖食物

糖无处不在。糖果、烘焙食品和巧克力中含有大量的糖。糖与节庆活动有关,例如情人节的糖果和心形巧克力、复活节的糖果和兔形巧克力、万圣节的大量糖果、感恩节的馅饼、圣诞的各种美食;还与仪式活动有

---

① 一种以胰岛素敏感性降低为特征并且与糖尿病相关的病症。——译者注

关，例如学校和职场盛行举办生日宴和告别宴的糕点。而且我们有时会只图一时之快，用曲奇、甜甜圈、冰激凌或其他甜食犒赏自己。此外，亲友聚会也常吃甜食。

在典型西式饮食中，碳酸饮料和其他含糖饮料是添加糖的最大来源[13]。哈佛大学公共卫生学院营养学系于2009年发布的一份饮食指南列举了果汁、碳酸饮料、运动功能饮料等市售的饮品中天然糖和添加糖的总含量：有些355 mL的产品含糖量就高达50 g，相当于10茶匙纯糖；100%纯天然果汁也可能是高糖产品[14]。所以，经常喝果汁，即使是喝纯天然果汁也不会让你更健康。建议爱喝果汁的人按1:8的比例将果汁与水混合，将果汁稀释后再饮用。当然，如果你能够完全不喝这些饮料，你的糖摄入量就会大大减小。此外，你还可以自己制作健康的替代品：用冰水和柠檬汁、酸橙汁或无糖蔓越莓汁调配饮料；用水、橙子片或草莓糊调配饮料；用薄荷、生姜或甘草制作花草茶（冷热均可）；冲泡绿茶；制作康普茶和水开菲尔等发酵饮料。

建议你认真检查冰箱中各种加工食品（如番茄酱、沙拉酱、花生酱、速食汤包和肉制品）的配料表和含糖量。加工食品中普遍含有添加糖或其他甜味剂，但它们会隐藏于某些看似健康和无害的商品名称之下。因此，食用加工食品或外出就餐的人会不可避免地摄入添加糖（通常为高果糖玉米糖浆），而食用天然食物的人则一般没有摄入添加糖和甜味剂之忧。

购买加工食品时请务必仔细阅读配料表。如果以下任何一种添加糖或甜味剂出现在配料表的前5位，那么你几乎可以确定该食品含糖量较高。

- 龙舌兰糖浆
- 大麦芽
- 红糖
- 玉米糖浆
- 脱水甘蔗汁
- 糊精
- 右旋葡萄糖
- 果糖
- 浓缩果汁
- 常规葡萄糖
- 果葡糖浆
- 蜂蜜
- 转化糖

- 乳糖
- 麦芽糖糊精
- 麦芽糖
- 麦芽糖浆
- 枫糖浆
- 糖蜜
- 原糖
- 大米糖浆
- 蔗糖
- 糖浆
- 木糖醇
- 异麦芽糖醇

包装食品可能含有你认为健康的添加糖（如枫糖浆或蜂蜜），但由于它们本质上仍然是糖，所以摄入它们依然会影响血糖水平。如今，龙舌兰糖浆被广泛视为"健康"的添加糖，但我对此不敢苟同——龙舌兰糖浆是一种经过高度提炼的产品，主要成分为果糖，摄入过量的果糖可能导致甘油三酯水平升高，并引发心脏病和糖尿病[15]。

精制谷物，如白面和白米，也是问题制造者。由于它们缺乏膳食纤维，身体消化它们的速度会比消化其他含复合碳水化合物的食物更快，这些食物中的糖会被更快地释放到血液中，所以食用它们对血糖的影响与食用纯糖无异。此外，精制谷物中的营养素（如维生素 E 和 B 族维生素）含量也较低。以精制谷物为原料的产品众多，如白面包、意大利面和面饼，甚至不少"全麦"面包都是用精制谷物制成的。

甜味剂

不可以用甜味剂（如安赛蜜、阿斯巴甜、纽甜、糖精和三氯蔗糖）代替天然糖。甜味剂会增强食欲，导致体重增加，还会增强身体对糖的渴望[16]。此外，由于甜味剂并非天然食物，所以有些人可能对甜味剂敏感或产生其他不良反应。例如，阿斯巴甜有可能引发头痛、头晕、失眠和全身不适，并加重情绪障碍患者的抑郁和紧张程度[17, 18]。如欲深入了解甜味剂、谷氨酸钠和其他食品添加剂的有害影响，可以阅读罗素·布雷洛克的《兴奋毒素：致命的美味》(*Excitotoxins：The Taste that Kills*)[19]。

糖和甜味剂的健康替代品

健康的有机水果（如椰子）和含淀粉的蔬菜（如红薯）是添加糖和人工甜味剂的理想替代品。肉桂和甘草等香料也能满足甜食爱好者对糖的需求。果干看似是健康的食物，但其含糖量较高，而且容易过量食用。至于甜味剂，我认为原蜜、枫糖浆、糖蜜、自制苹果酱或鲜榨果汁是为数不多的健康含糖食物，但它们只可少量食用，不可用作糖的替代品，因为它们仍然会影响血糖。还需要注意的是，有些蜂蜜是由被喂食糖的蜜蜂生产的，所以建议你在购买蜂蜜产品时仔细甄别。

2009年，美国心脏协会发布了一份声明，这份声明历数了添加糖的各种不良影响，并提供了相应的摄入量建议。该协会建议女性的添加糖日摄入量上限为 6 茶匙（大约 30 g），男性为 9 茶匙（大约 45 g）。尽管该协会的建议值大大低于当前的人均糖日摄入量（22 茶匙 / 日），但我仍然建议你要么避免摄入任何添加糖，要么将添加糖日摄入量上限控制在 2~3 茶匙，并且以蜂蜜、枫糖浆或糖蜜为主。

虽然摄入甜菊糖和木糖醇不会影响血糖水平，但我仍然建议你尽量避免食用它们，因为作为甜食，二者都会增强人对甜食的喜爱和渴望。此外，木糖醇还会导致腹泻。

另一种需要你警惕的食物是广受欢迎的黑巧克力。如今，某些人盲目吹捧黑巧克力的健康功效。黑巧克力的确能够改善情绪，让人产生愉悦的感觉[20]。适量食用黑巧克力也的确有益于健康，能够改善心脏健康、降血压 / 血脂、抗炎、改善胰岛素抵抗、预防癌症[21, 22]。可可含量高于 70% 的黑巧克力是最佳选择，因为其含糖量更低，而且富含抗氧化剂和黄酮醇（功效与抗氧化剂相似）。不过，巧克力中的咖啡因可能引发偏头痛。此外，如果你没有遵循"适量"原则，过度依赖食用黑巧克力来平复或改善情绪，那么我建议你阅读第六章，利用与脑化学物质[①] 相关的知识找出这种行为的原因。

如果你希望消除焦虑，那么控制糖摄入量就至关重要。这意味着你应该不在任何食物中额外加糖，或者你应该限制糖的添加量。各类甜食（如蛋糕、糖果、含糖饮料）均在应避免食用的食物之列。通过食用天然食物控制血糖水平才是健康之道（见下一节）。

嗜吃甜食或跟风购买各种"健康"甜味剂不是健康的行为。如果你有

---

① 本书所称的"脑化学物质"实际上指一种名为神经递质的大脑化学物质。——作者注

以上行为，你就要解决饮食问题、营养不良问题、脑化学物质失衡问题，甚至上瘾问题（见第六章）或治疗念珠菌病（见第五章）。

稳定血糖水平

卡尔·法伊弗既是一位医生也是一名生化学家。他在著作《营养与精神疾病》（*Nutrition and Mental Illness*）中强调了血糖水平稳定的重要性。血糖水平稳定非常重要。大脑的正常运转需要葡萄糖提供能量，当大脑无法得到所需的葡萄糖时，人会因低血糖而出现各种情绪问题（如焦虑和抑郁）[23]。

低血糖问卷

下面问卷是我基于大量诊疗经验，以及卡尔·法伊弗、约瑟夫·皮佐尔诺和迈克尔·默里的研究成果设计的。你可基于该问卷判断自己是否有低血糖问题。如果下面描述的情况每天都会出现，请在相应描述前打钩。

- ☐ 紧张或焦虑
- ☐ 感到压力大或不知所措
- ☐ 有恐怖症或感到恐惧
- ☐ 易怒或易激动
- ☐ 感到抑郁或情绪不稳
- ☐ 在两餐之间或在少吃一餐时浑身发抖

☐ 记忆力差、注意力不集中

☐ 疲劳

☐ 进食后感觉更好

☐ 强烈渴望吃甜食

☐ 渴望摄入碳水化合物或酒精

☐ 早上需要喝咖啡来提神或补充能量

☐ 失眠或半夜醒来

勾选的描述如果超过 3 条，就说明你可能存在低血糖问题。如果你常在饭后 3~5 小时内出现上述症状，那么低血糖很可能是罪魁祸首。

稳定血糖水平的益处

血糖水平稳定的人情绪也稳定，不会感到焦虑、不知所措或压力大。而且血糖水平稳定会反过来削弱或消除人对糖的渴望。但是，如果患有念珠菌病（见第五章）或出现脑化学物质失衡问题（见第六章），那么即便血糖水平稳定，人仍有可能受到情绪障碍的困扰。

血糖水平波动是个备受争议的话题，因为医学界尚未就血糖水平的正常／异常指标达成共识，甚至有声音质疑某些症状与血糖水平的关联性。所以，如果有医生认为焦虑与血糖水平无关，你也不必大惊小怪。但是，所有整体健康领域专家都承认两者存在联系，并将稳定血糖水平列为治疗目标之一。事实上，自然疗法医生、神经健康专家乔纳森·普鲁斯基认为，检测焦虑症患者的血糖水平具有重要意义[24]。

在美国，受低血糖反应或低血糖症困扰的人可能高达 2 000 万。由摄入过量的糖或碳水化合物导致的反应性低血糖病例最为常见，其症状通常在进食后 3~5 小时内出现[24]。酒精也是引发低血糖的元凶，酗酒会导致血糖水平异常波动，并引发焦虑、颤抖、疲劳，增强人对酒精或糖的渴望[25]。

稳定血糖水平的简单膳食方法

稳定血糖水平的第一步是采纳第一章和本章的建议。你如果有低血糖问题，可以尝试下列饮食建议。这些建议不但简单易行，而且能大大减轻你的症状。除了坚持实施这些饮食建议，你还可以通过记录饮食（见附录 2）来对自身健康状况做更深入的了解。如果你在餐后一段时间内身体开始颤抖或感到焦虑，说明你可能需要提高进食频率，如每隔 2~3 小时吃一次食物。

避免食用添加糖、"白色食品"等加工食品。添加糖、快餐食品、各种"白色食品"、碳酸饮料、含糖饮料等加工食品和酒精均在应避免食用的食物之列。你的饮食应以天然食物为主，碳水化合物的来源以非精制的复合碳水化合物（如糙米）为佳，同时你还应确保摄入高膳食纤维食物（如豆类和蔬菜）。

摄入足量蛋白质。保持蛋白质摄入量是我对所有焦虑症患者最大的要求之一。虽然营养需求存在个体差异，但稳定血糖水平和维持心理健康的一条经验法则是，每餐至少摄入 85~113 g 蛋白质。如欲了解更多信息，请参阅第一章的"摄入优质动物蛋白"部分示例。

坚持吃早餐（包括含蛋白质的食物）。我对焦虑症患者的第二大要求是，在醒来后的 1 小时内吃早餐，并确保在早餐中摄入足量的蛋白质，可以吃鸡蛋、鱼类、鸡肉香肠或酸奶。你应避免用精制燕麦片，可以吃天然燕麦片、荞麦、其他不引起身体不良反应的天然谷物、坚果、种子、椰子、黄油、开菲尔或 1 勺乳清 / 大米蛋白粉，以获得更全面的营养。奶昔是理想的早餐食物，尤其适合在胃口不好时食用。

你可以在水中加入 1/4 杯全脂椰奶、1/4 杯的水果（如有机树莓或草莓），以及至少 20 g 乳清 / 大米蛋白粉，将它们均匀混合后即可制成一份可口的早餐。其他供选择的早餐食物包括新鲜蔬菜粉（或蔬菜汁）、开菲尔、果仁酱和现磨亚麻籽。你如果有喝咖啡的习惯，应将其安排在早餐之后，以免影响食欲。（但我仍然建议你避免摄入咖啡因，见第三章。）

一日至少吃三餐和两次零食。你应保证使用优质的食材，且每餐和大部分零食都含有蛋白质、脂肪和碳水化合物，以维持血糖水平稳定。前文提到，肉类、蛋类和乳制品均为理想的蛋白质来源；黄油、橄榄油、鳄梨和椰子含有健康脂肪；糙米、含淀粉的蔬菜（如红薯、胡萝卜）和水果，能够提供碳水化合物。你可以用这些食材制成各种各样的美食，如用带皮（脂肪来源）烤鸡配蔬菜；用绿叶蔬菜、鳄梨和鱼肉制成沙拉；用蔬菜炖牛肉，配糙米和橄榄油等。而煮鸡蛋、天然谷物饼干、米饼、鹰嘴豆泥、草饲牛肉干、干肉饼、水果、坚果、奶酪、生胡萝卜 / 西葫芦配鲜奶油等都是健康的零食。容易低血糖的人可随身携带一些坚果作为应急零食。

睡前吃零食。半夜醒来感到焦虑和饥饿是夜间低血糖的症状，睡前吃零食有助于减轻这些症状，比如吃半根香蕉（香蕉含色氨酸，有助于入睡的功效）——既可直接食用，也可搭配 1 汤匙坚果酱（如杏仁酱或芝麻酱）食用。此外，你还可以在睡前吃一小块奶酪或一片水果（如苹果），或将二者搭配食用。需要注意的是，低血糖往往并非睡眠问题的唯一病因，因此睡前吃零食并不能 100% 解决睡眠问题。造成夜间醒来的其他因素包括摄入咖啡因（见第三章）、食物敏感性（见第四章）、消化问题（见第五章）、血清素或 γ - 氨基丁酸（γ-aminobutyric acid，GABA）水平低（见

第六章）、皮质醇水平高（见第八章）。

补充剂

如果改变饮食不足以帮助你稳定血糖水平，那么我建议你服用两种补充剂：铬补充剂和谷氨酰胺补充剂。

铬。铬参与葡萄糖的代谢，这也是高糖饮食会消耗铬的原因。铬在稳定血糖水平方面起着决定性作用，它可以提高胰岛素降低血糖水平的效率，有助于缓解反应性低血糖[26]。铬还有助于提高血清素的水平，并且被证明可以缓解一部分人的抑郁症[27]。由于焦虑症与抑郁症相关，因此，铬应该也能减轻与血清素水平低相关的焦虑症的症状。在选购复合维生素片时，你应确保每片含有 200 μg 铬。血糖水平极不稳定的人可通过增加铬的摄入量（如随餐服用 200 μg 含铬复合维生素片）来稳定血糖水平。

谷氨酰胺。谷氨酰胺是一种氨基酸。当血糖水平异常低时，谷氨酰胺能够为大脑提供能量，抑制身体对添加糖、碳水化合物和酒精的渴望，并改善葡萄糖的代谢[28]。并且，谷氨酰胺有修复消化系统的功效，对因食物敏感性而受损的消化系统（见第四章）或本身就有消化问题（见第五章）的人来说，服用谷氨酰胺补充剂可产生额外的益处[29]。但谷氨酰胺补充剂不适合双相情感障碍患者，因为它可能引起躁狂症发作[30]。谷氨酰胺的建议摄入量为 500~1 500 mg/ 次，2~3 次 / 日，两餐间服用。为了快速见效，你可将胶囊打开，将其中的粉末倒在舌头上，加速粉末的溶解[31]。我发现该方法对不少焦虑症患者都有效（但在服用补充剂前，请阅读第六章关于补充氨基酸的注意事项）。

■ 患者故事分享——特蕾莎

特蕾莎将自己对糖的渴望描述为"为了吃糖几近疯狂"。她的这种渴望极其强烈，以至于无论是通过改变饮食，还是调整进食时间，她都没有收到任何效果。而且特蕾莎和其他所有患者一样，宁愿继续吃甜食也不愿服用谷氨酰胺胶囊。于是我告诉她："当你产生强烈的对糖的渴望时，你可以一边继续放纵自己，一边坚持服用谷氨酰胺。一段时间后，你会惊讶地发现，你吃甜食的冲动渐渐消失了。"不出我所料，该方法的确有效，这令她感到欣喜不已。她还发现，将 500 mg 谷氨酰胺胶囊中的粉末倒在舌头上吞服比直接吞服胶囊效果更好。

最近，已恢复健康的特蕾莎在信中向我描述了她的一些重大变化："通过锻炼、改变睡眠习惯、冥想和自我鼓励，再加上我坚忍不拔的性格，以及征服这个终生敌人（糖）的强烈意愿……我成功戒糖了。"

见效时间

对我的许多患者而言，选择健康的饮食（见第一章），改变饮食习惯（见本章）并拒绝摄入咖啡因（见第三章）足以让他们在一周甚至更短的时间内消除焦虑。此外，他们的精力、食欲、睡眠质量、整体健康状况和幸福感也都有所改善和提升。

对糖等碳水化合物成瘾该怎么办

如果你已经尝试了本章的所有建议，但仍然无法停止摄入过量的糖，说明你可能已经对糖成瘾。与酒精和烟草等成瘾物质一样，糖、加工食品和高脂肪食品也具有成瘾性，并且对这类食物上瘾通常会导致患抑郁症或焦虑症，以及体重增加和药物滥用的风险增大[32,33]。

如果你对糖和其他甜味剂上瘾，那么即使你知道这是一种不良习惯，并且会在放纵之后感到懊悔，你也无法停止摄入过量的糖。这并不意味着你是一个失败者，一个软弱的人，或是一个缺乏意志力的人。如果停止摄入过量的糖会让你产生空虚感，并且因此更加嗜吃甜食，或者你在吃得健康与恣意吃喝之间摇摆不定，那么你需要解决的就是导致你对糖上瘾的其他问题。

调节大脑内的化学物质水平是解决方案之一。你可以阅读第六章，评估自己是否存在脑化学物质失衡，是否出于这个原因才依赖糖来改善情绪或生理机能。因脑化学物质失衡而使用成瘾物质的行为通常被称为"自我治疗"。例如，GABA 水平低会使你通过吃糖缓解压力和焦虑；血清素水平低会导致你在下午或夜间对糖的渴望增强，从而使你通过吃糖改善情绪；儿茶酚胺水平低促使你通过吃糖获取能量；内啡肽水平低会促使你通过吃糖安慰自己。你一旦解决了上述失衡问题，对糖的渴望和由脑化学物质失衡引发的情绪问题（包括焦虑）就会减轻甚至消失。如欲深入了解与脑化学物质失衡和食欲相关的知识，推荐阅读《饮食疗法》（*The Diet Cure*）。

还有一种解决方案是解决念珠菌病和其他肠道菌群失调问题（见第五

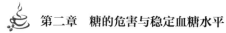

章）。念珠菌病和肠道菌群失调都可能引起人对糖产生强烈的渴望，因为念珠菌和"有害"的肠道细菌均以糖为食。如果你渴望吃饼干、蛋糕或面包，那么你可能需要额外关注麸质敏感性问题（见第四章）。此外，肾上腺的健康（见第八章）也应引起你的重视，因为人体的控制血糖水平的能力与肾上腺功能密切相关。

第三章

远离咖啡因、酒精和尼古丁

有些人会因为对咖啡因敏感而产生各种不良反应，如焦虑、紧张和睡眠问题。即使摄入咖啡因不会让你感到焦虑，但鉴于它造成的其他副作用，我仍然建议你避免摄入咖啡因。此外，酒精和尼古丁也与焦虑有关。由于咖啡因、酒精和尼古丁能够改变人的情绪和生理机能，所以人们倾向于通过摄入这些物质来"自我治疗"，但这对减轻焦虑、改善整体健康和提升幸福感的影响通常弊大于利。作为成瘾物质，它们能够改变情绪，损害大脑功能[1]。如果你也依赖咖啡因、酒精和尼古丁，我建议你认真阅读本章，并做出相应改变。

咖啡和咖啡因

咖啡是世界上消费量最大的饮料之一，而且高咖啡因能量饮料（通常也含有大量添加糖）越来越受欢迎。2009 年，美国咖啡协会发布报告称，超过 50% 的美国成年人有喝咖啡的习惯[2]。

咖啡因是不折不扣的兴奋剂，能够加快心率，增加血流速度，使体温和血糖水平升高，而且有利尿作用。停止摄入咖啡因通常会出现戒断症状。咖啡因是人们进行"自我治疗"时的常用物质，而且摄入量因人而异。它和大多数成瘾物质一样，会让长期依赖它的人产生耐药性，以至于需要不断提高摄入量才能产生相同的提神效果。

加糖咖啡和能量饮料中的添加糖和咖啡因会对身体产生严重的双重消极影响。除了咖啡和能量饮料，咖啡因也存在于巧克力（白巧克力除外）和可可饮料中，而且巧克力颜色越深，咖啡因含量越高。红茶、碳酸饮料、马黛茶、瓜拉纳茶和某些药物（如减肥药和止痛药）中也有咖啡因的身影。绿茶和白茶同样含少量咖啡因，脱因咖啡也并非完全不含咖啡因。此外，在咖啡中添加的其他成分也可能是问题制造者，比如工业合成的咖啡奶精中充满了非天然的食物成分、在拿铁等咖啡饮料中作为牛奶替代品的豆奶（见第一章）。

咖啡因与焦虑

许多人都有过因摄入过量的咖啡因而变得更焦虑的经历。科学研究证实了咖啡因和焦虑之间存在联系，例如，长期摄入大量咖啡因可引发或加剧焦虑，并导致抗焦虑药物的用量增加[3]。和糖一样，咖啡因也可引起血乳酸水平升高。如果你对乳酸堆积敏感，摄入咖啡因则可能更容易引发焦虑和惊恐发作[4]。惊恐症和社交焦虑症患者可能对咖啡因更敏感[5]。

有充分的证据表明，摄入过量的咖啡因会产生一系列副作用，如心率加快、烦躁不安、焦虑、抑郁、颤抖、入睡困难、排尿过多和恶心[6]。每天饮用10杯约235 mL的咖啡通常被认为是摄入过量咖啡因。而且我发现，摄入过量的咖啡因是常见现象。但对某些人而言，少量饮用（甚至只喝几口）咖啡仍然会产生强烈的副作用[1]。而且出人意料的是，咖啡因的戒断症状与焦虑症症状相似[7]。许多人会在停止摄入咖啡因后出现戒断症状，症状包括头痛、疲劳、精力不济、注意力不集中、困倦、情绪低落、易怒，甚至还包括恶心、肌肉僵硬以及与流感相似的症状[8]。

通过将惊恐症和广场恐惧症患者与健康受试者进行对比，研究人员发现，摄入咖啡因会加重惊恐症患者的紧张、恐惧、恶心、心悸和颤抖等症状，其表现与惊恐发作相似，但健康受试者未出现相关症状[9]。在另一项研究中，研究人员对患有广泛性焦虑症或惊恐症，且药物治疗和心理治疗都对其无效的4名男性和2名女性进行了观察[10]。6名受试者均有饮用咖啡的习惯（1.5~3.5杯/日），但在戒除咖啡一周后，他们的焦虑症状便消失了。我在我的患者身上同样观察到了类似的变化。有时，戒咖啡是焦虑症患者唯一需要做出的改变，这种方法值得一试。

避免摄入咖啡因的其他原因

某些咖啡爱好者会引经据典，用一些研究结果证明咖啡因能够补充能量、改善情绪、提高认知能力、减小中风风险，甚至能够预防老年痴呆。但食用多脂鱼类（如三文鱼）、大量蔬菜和水果具有同样的效果，而且这些食物不会产生任何副作用。

- 咖啡因会影响睡眠质量，在睡前几小时饮用大量咖啡尤其如此，这是因为咖啡因具有刺激作用，而且其代谢会消耗有助眠功效的血清素和褪黑素。于是，你在第二天可能更需要摄入咖啡因来维持精力。此外，作为一种利尿剂，咖啡因还会导致夜间排尿次数增加，这也会影响你的睡眠质量。

- 咖啡因可加重 PMS 的症状，并引起乳房触痛[2]。
- 咖啡因的代谢会消耗 B 族维生素、维生素 C、钾、镁、钙和锌。
- 咖啡因会刺激肾上腺产生更多的肾上腺素和去甲肾上腺素。久而久之，这会削弱肾上腺功能[11]。
- 有动物研究显示，咖啡因可导致睾酮（对雄性而言）和雌二醇（对雌性而言）的水平升高，从而造成激素失衡[12]。

咖啡因的戒除方法及其替代品

我的不少患者极其注重健康生活，他们从来不喝碳酸饮料，却难以放弃喝咖啡。很多人最初不愿意戒咖啡的原因是咖啡具有提神作用，而且他们已经爱上了咖啡的口感、香味和煮咖啡的过程。但在患者发现戒咖啡能够减轻甚至完全消除焦虑后，他们的态度往往会发生改变。

如果你也是咖啡爱好者，那么你要先了解，自己为什么需要通过喝咖啡来提神，即造成你疲劳的原因是什么，是食物敏感性（见第四章）、儿茶酚胺水平低（见第六章）、肾上腺疲劳、甲状腺功能减退、贫血，或者只是睡眠不足（见第八章）？你如果感到自己早晨不喝咖啡就无精打采，或者必须要通过喝咖啡来维持一整天的工作效率，那么找到导致疲劳的原因就是重中之重。

摆脱对咖啡因的依赖并非易事，下列建议可帮助你更快实现目标。建议你在戒咖啡期间补充维生素 C（1 000 mg/ 次，3 次 / 日）。你如果出现与儿茶酚胺水平低下相关的症状（如抑郁、嗜睡、精力不足、注意力不集中、缺乏动力、渴望摄入糖或咖啡因），可服用 500~1 500 mg 酪氨酸补充剂（分 3 次服用：早起、中午和午后）。但在服用酪氨酸补充剂之前，请先阅读第六章关于补充氨基酸的注意事项。

你可以一次性彻底摆脱对咖啡因的依赖，也可以在一周内逐渐减少咖啡因的摄入量。建议你用其他的自制饮料作为咖啡的替代品，如花草茶（甘草茶、柠檬姜茶和薄荷茶等）、蒲公英速溶茶、含镁的角豆茶和博士茶（一种原产于南非的茶，具有与绿茶相似的健康功效）。含咖啡因的碳酸饮料则可用水、发酵饮料（如康普茶）和香草冰茶代替。

对咖啡爱好者的建议

如果摄入咖啡因并未引发焦虑或影响睡眠，并且你也没有肾上腺疲劳之忧，你可能希望继续喝咖啡。但是，即便如此，你仍然应遵循适量、适时的原则。咖啡豆以有机产品为佳，因为农户在种植咖啡树时通常会施打大量农药。你也可选购遮阴咖啡豆，因为遮阴种植的咖啡树需要打的农药更少。需要注意的是，脱因咖啡豆中仍然含有少量咖啡因。此外，用水处理法处理的脱因咖啡豆优于用溶剂法处理的咖啡豆，因为后者可能掺入了有毒的化学物质。你如果有早上喝咖啡的习惯，应将其安排在早餐之后，以免影响食欲。相对于咖啡，绿茶是更健康的饮品。

■ 患者故事分享——迪伊

初次来就诊时，迪伊表现得疲惫不堪。她患有焦虑症、抑郁症和PMS，每天要喝8~10杯咖啡才能勉强维持精力。我和她一同确定了导致她疲劳的主要原因，即身体控制血糖水平的能力不佳和贫血，并以此为基础制订了解决方案：吃健康的零食、服用铁补充剂。此外，我还要求她服用氨基酸补充剂（见第六章）：GABA用于治疗焦虑、酪氨酸用于治疗精力不济、5-羟基色氨酸（5-hydroxytryptophan，5-HTP）用于治疗情绪低落。几周之后，迪伊的健康状况显著改善，而且她即便不喝咖啡也能正常工作了。她甚至有精力花两天时间给家里做个大扫除！

确定并消除疲劳的根源让迪伊最终摆脱了对咖啡因的依赖并恢复健康。不摄入咖啡因、补充 GABA 和 5-HTP 不仅减轻了她的焦虑和对糖的渴望，而且还改善了她的情绪和睡眠质量。迪伊后来发现，即使偶尔喝一杯咖啡也会使焦虑症复发，这让她更坚定了远离咖啡因的决心。

酒精

有研究显示，饮酒可加重焦虑，所以焦虑症患者应当戒酒[13]。饮酒还会导致营养不良和反应性低血糖，并引发类似食物敏感的生理反应，这些都是引发焦虑的因素。此外，组胺（一种参与免疫反应的化合物，同时也是一种神经递质）水平低者（见第四章）、吡咯尿症患者（见第七章）和有酗酒家族史的人可能对酒精更敏感。

酒精与营养不良

饮酒会引起营养不良，其原因有两个：其一，酒精本身对身体有害；其二，在饮酒时不吃饭。酒精的代谢会消耗大量营养素，这些营养素对预防焦虑不可或缺，比如锌、镁、不饱和脂肪酸、抗氧化剂、维生素 C 和具有消除压力功效的 B 族维生素——维生素 B_1（硫胺素）、吡哆醇（醇型结构的维生素 B_6）和叶酸[14]。饮酒还会对色氨酸的代谢造成不良影响，导致血清素水平降低——这不仅与出现愤怒情绪甚至做出暴力行为有关，还可能加重焦虑、抑郁、睡眠问题和食欲[15]。

酒精与低血糖

饮酒（在摄入后 12 小时内）会引起反应性低血糖，使人体对糖或酒精产生强烈的渴望。但继续摄入糖和酒精只会加重症状，导致焦虑、头晕、头痛、疲劳等（更多与低血糖相关的内容请参阅第二章）。

酒精敏感

除了酒精，人体还可能对酒中的其他成分过敏，如对葡萄酒中的亚硫酸盐成分过敏，对啤酒和蒸馏酒中的小麦、黑麦、大麦或玉米成分过敏[16]。典型的酒精过敏反应包括头痛、瘙痒，以及呼吸系统出现的症状，如哮喘、打喷嚏。这些反应会影响睡眠质量，进而间接引发焦虑、抑郁等问题[17]。第四章的食物敏感性信息可帮助你确定具体的食品致敏原，制订解决方案。

戒酒方法

戒酒的方法与脱瘾的方法类似，其关键在于调节大脑内化学物质的水平。

补充氨基酸是戒酒的有效手段。由于氨基酸是第六章的主题，本章不赘述。一言以蔽之，服用谷氨酰胺（可转化成谷氨酸）补充剂有助于戒酒，因为谷氨酰胺不仅能抑制人的饮酒欲望，而且有助于稳定血糖水平。此外，谷氨酰胺对肠道有修复功效，能够修复因饮酒导致的严重的肠道损伤。

不同的氨基酸具有不同的功效：色氨酸补充剂及其氧化产物 5-HTP 补充剂适合那些依赖饮酒改善心情的人服用；酪氨酸补充剂适合通过饮酒提高精力的人服用；GABA γ- 氨基酸适合那些通过饮酒来平复情绪的人服用；牛磺酸补充剂适合出现酒精戒断反应的人服用，并能减轻酒精对肝脏的损害。此外，由于焦虑通常伴随着抑郁和成瘾，抑郁症患者体内的牛磺酸水平通常较低，而牛磺酸能够稳定情绪，缓解焦虑，所以牛磺酸补充剂也适合抑郁症患者服用。

尼古丁

吸烟的危害人尽皆知。简而言之，摄入香烟中的尼古丁会增加具有破坏作用的反应性分子——自由基的数量。自由基增多不仅会造成心率和血压升高，使人更易怒，注意力不集中，还会引发癌症、肺气肿和心脏病。吸烟和二手烟暴露还会消耗人体内的维生素 B_1、叶酸、维生素 C 和维生素 E。人的食欲和味觉也会受到摄入尼古丁的负面影响，从而导致人出现营养不良。

尼古丁与焦虑

一项针对青少年吸烟者的研究发现，他们在刚成年时出现惊恐发作、患惊恐症的风险更大[18]。虽然吸烟可以暂时缓解焦虑，但从长远来看，吸烟是加重紧张和焦虑的元凶，而这些情绪问题往往会在戒烟后消解。另一项研究表明，吸烟者的焦虑程度在戒烟一周后会显著减轻[19]。

戒烟的方法

与戒酒一样，戒烟的关键同样在于调节大脑内化学物质的水平。要想通过补充氨基酸轻松戒烟，请阅读第六章。此外，在补充氨基酸的基础上采取催眠疗法或意象引导法，效果更好[20]。

见效时间

戒咖啡、戒酒和戒烟有助于缓解焦虑，改善睡眠质量和情绪，而且通常在一周内即可见效。如果你调节好大脑内化学物质的水平并解决了营养不良问题，你就不会在消除对一种物质的渴望（如对糖等碳水化合物的渴望）后产生对另一种物质的渴望（如对咖啡因、酒精和尼古丁的渴望）了。

第四章

解决麸质与其他致敏食物引起的问题

　　糖、咖啡因和酒精等物质极可能影响人的情绪和行为，而食物敏感似乎也能对某些易感人群产生类似的影响，如使人心率加快，从而加重焦虑或其他心理症状[1]。此外，食物敏感还会引起生理症状，或是对身体产生其他影响，如造成大脑中关键化学物质失衡[2]，从而进一步导致焦虑、恐惧、抑郁、易怒和情绪波动——这些影响又被称为"大脑过敏"[2,3]。

　　本章内容将帮助你确定自己是否已经受到食物敏感的影响。人们习惯将"食物敏感"与"食物不耐受"互换使用，但为了简单起见，本章将统一使用"食物敏感"这一表述。

食物敏感问卷

　　下面的问卷是我根据治疗情绪问题、食物敏感和乳糜泻患者的临床经验，以及卡尔·法伊弗、伊丽莎白·利普斯基、詹姆斯·布拉利和罗恩·霍根等人的研究成果设计的。

　　食物敏感问卷将帮助你确定食物敏感是否会使你产生焦虑（或其他情

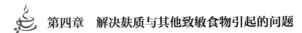

绪问题）或生理症状（如消化问题）。请在符合你情况的描述前打钩。建议你定期自查，以判断自己是否存在下面任何迹象或症状。

第一部分：迹象和症状

☐　经常焦虑、恐惧、惊恐发作或对社交活动感到恐惧

☐　抑郁

☐　每天情绪波动较大

☐　喜欢每天吃同一种食物，如面包、意大利面、奶酪或冰激凌

☐　容易疲惫或困倦，尤其在餐后

☐　有哮喘、鼻塞、后鼻滴涕或花粉热

☐　对食用色素等食物添加剂敏感，症状表现为皮疹或头痛

☐　失眠

☐　有消化问题，如经常放屁、腹胀、便秘或腹泻

☐　有偏头痛或慢性头痛

☐　有皮疹、湿疹、皮炎或银屑病

☐　频繁感冒和感染

☐　无法增重

第二部分：病症

☐　患有双相情感障碍

☐　患有缺铁性贫血或铁蛋白含量低

☐　缺乏其他营养素，尤其是缺乏维生素 D

☐　童年时期有腹绞痛病史

☐　患有乳糜泻、对小麦或麸质敏感，或有因食用小麦或乳制品而产

生的其他问题

☐ 直系家庭成员（母亲、父亲、姐妹、兄弟、儿子或女儿）中有乳糜泻患者或麸质敏感者

☐ 患有 1 型糖尿病或自身免疫性甲状腺炎

☐ 直系家庭成员中有 1 型糖尿病或自身免疫性甲状腺炎患者

☐ 全血组胺水平高或患有季节性环境过敏

☐ 全血组胺水平低或已知对特定食物敏感

☐ 患有吡咯尿症（见第七章）

☐ 骨质减少、骨质疏松或经常骨折

☐ 患有不孕症、有流产史，或所产婴儿体重小

☐ 患有癫痫

☐ 患有纤维肌痛或神经肌肉疾病，如共济失调

☐ 患有自闭症谱系障碍或学习障碍，包括注意缺陷障碍或注意缺陷多动障碍

☐ 患有精神分裂症或思维异常

如果你在以上任一部分中勾选了 3 条及 3 条以上的描述，那么我建议你认真阅读本章内容，以判断食物敏感是否为导致你焦虑的一大因素。此外，你还有必要做一次乳糜泻检查，或者退而求其次，至少做一次食物排除试验，抑或找一位能够指导你完成此次试验的营养专家。

食物能够影响情绪

致敏食物会通过不同的方式引发焦虑，如在抗体产生时出现的炎症和

躯体应激。

一种可能引发焦虑的机制与组胺有关。组胺失衡通常与食物和环境中的致敏原（如花粉、皮屑和霉菌）有关，会引起过敏或敏感[4]。

另一种可能引发焦虑的机制是食用致敏食物间接损伤了胃肠道，从而造成营养吸收不良[5]。

此外，还存在一种机制，即有些人误食了某种食物并因此精神亢奋。这种精神亢奋是谷啡肽造成的。谷啡肽是人在消化麸质中的麦醇溶蛋白时产生的一种阿片类化合物。阿片类化合物具有成瘾性，其脱瘾症状堪比药物脱瘾。在摄入麸质之后，最初你会感觉良好，但随后你的情绪便会急转直下，出现焦虑、抑郁、情绪波动大、疲劳等症状。

我在治疗焦虑症患者时发现，含麸质的食物似乎与焦虑和其他情绪问题的关联最为密切。对麸质敏感的人摄入麸质会限制色氨酸转化成血清素的效率，从而导致血清素水平下降，影响情绪稳定[6]（有关血清素与焦虑之间的联系，请参阅第六章）。麸质主要存在于小麦、黑麦和大麦中，燕麦在加工和运输过程中也可能被麸质污染。此外，不太常见的是，有些人可能对各种含碳水化合物的食物（包括所有谷物和含淀粉的蔬菜）敏感。虽然食用乳制品不会直接导致情绪问题，但受麸质困扰的人通常也会因食用乳制品损伤了消化系统而遇到其他问题。鉴于本章的主题为麸质，我对乳制品及其他食物可能引起的问题仅做简要探讨。但需要注意的是，由于个体存在生物化学差异，几乎任何食物都有可能引起健康问题，包括生理问题和情绪问题。而本章将教你辨别致敏食物的方法。

食物过敏

与对某种食物敏感相比，人们可能更熟悉速发型超敏反应，后者才是食物过敏，所以我们在此优先探讨速发型超敏反应。在出现食物过敏时，食物会促使身体产生一种叫作"免疫球蛋白 E"（immunoglobulin E，IgE）的抗体，人在进食后几分钟内就会感受到这种抗体对身体的影响。例如，对贝类过敏的人会在进食贝类后几分钟内感到喉咙发紧、流泪、瘙痒，甚至出现哮喘或过敏性休克。但是，只有小部分人会受到食物过敏的影响。会引起严重过敏的食物通常有小麦、贝类、蛋类、牛奶、坚果、大豆和白鱼[7]。由 IgE 引起的食物过敏为 IgE 型过敏，你如果对某种食物产生了 IgE 型过敏，则需要终身避免食用它。

你如果发现自己对某些食物敏感，那么最好在三个月内避免食用它们，之后再将这些食物逐一重新添加到饮食中，并在每添加一种食物后密切注意自己的感受。你或许会发现，有些食物可能始终都是问题制造者，而有些致敏食物如果与其他食物一起轮流食用，并将食用频率降低到每两三天吃一次，就不会让你出现过敏症状。此外，每天重复摄入同一种食物也有可能引起食物敏感。所以，饮食应坚持多样化和轮换的原则，对已知的致敏食物应该更为谨慎。

需要特别注意的是，如果你的乳糜泻（麸质敏感造成的问题之一）检测结果呈阳性，那么你需要终身避免摄入麸质——这是目前已知唯一有效的治疗手段。乳糜泻与许多严重的健康问题有关，如类风湿关节炎、纤维肌痛、疱疹样皮炎、湿疹、癫痫、甲状腺异常和结肠癌[8]。此外，有研究发现，未接受治疗的乳糜泻患者脑部某些区域的血流量会减少[9]。这可能对情绪和认知功能产生影响（如引发焦虑、抑郁，导致注意力下降）。你如果是乳糜泻患者，继续摄入麸质可能影响你的生活质量并缩短你的寿命[10]。如果你尚未被确诊患有乳糜泻，但在戒麸质后感觉更好，那么我仍然建议你不要继续食用含麸质的食物，以免引起长期健康问题。

已被确诊对特定的食物敏感的人应注意，肾上腺功能障碍可能使食物敏感加重，而食物敏感又会给肾上腺带来额外的压力，有这类情况的人请务必阅读第八章有关肾上腺的内容。由于食物敏感会损伤消化系统，所以你有必要阅读第五章。鉴于各系统之间存在复杂的联系，食物敏感对消化系统造成的损害又会导致营养不良，而这正是第七章和第八章所探讨的问题，所以你也应认真阅读这两章。

迟发型食物敏感反应（IgG 型食物敏感）

迟发型食物敏感反应通常比食物过敏更容易引起情绪问题。迟发型食物敏感反应的症状可能在数小时或数天之后才会显现，这给确定致敏食物带来了困难。在发生迟发型食物过敏反应时，身体会产生一种叫作"免疫球蛋白 G"（immunoglobulin G，IgG）的抗体。

临床营养专家伊丽莎白·利普斯基指出，24% 的美国成年人称自己出现过迟发型食物和环境敏感反应。她认为，出现这种敏感反应往往是肠漏（也称"肠道通透性增加"）造成的结果。肠漏是一种以肠壁微绒毛发生损伤为特征的病症。人一旦患上肠漏，未消化的食物颗粒便能够穿过肠壁进入血液，免疫系统则会将这些食物颗粒视为外来有害物质，从而产生抗体来消除它们。如果你发现自己对许多食物都敏感，那么你很有可能患有肠漏。

与食物过敏不同，几乎任何一种食物都有可能引起迟发型食物敏感反应，最常见的食物有小麦、牛肉、猪肉、蛋类、乳制品和柑橘——80%的迟发型食物敏感反应都是它们造成的。牛肉比羊肉更容易引起迟发型食物敏感反应。羊通常以草为食，牛则吃玉米，我怀疑玉米可能是问题所在。因为和大豆、坚果、巧克力与蔗糖一样，玉米也是一种常见的致敏食物。而且我还观察到，茄属植物（如西红柿、土豆、茄子和辣椒）或富含草酸的食物（包括许多绿叶蔬菜和水果，以及小麦、大豆、可可、红茶）也会引起食物敏感。

迟发型食物敏感反应会引发一系列症状，根据我的经验，其中最常见的五大症状为消化问题、抑郁和焦虑、精力不足、食欲增加、睡眠问题。此外，在我诊治的对麸质敏感的患者中，不少人都出现过多种症状，包括情绪波动大、紧张、恐惧、抑郁、头痛、鼻塞、便秘、腹胀、消化不良、胃灼热、失眠、皮肤问题、肌肉和关节疼痛，以及疲劳。

麸质引起的问题

有些人对麦醇溶蛋白敏感。麦醇溶蛋白是麸质的组成部分，存在于小麦、大麦、黑麦和其他各种麦类作物（包括杂交麦，如斯佩尔特小麦、卡姆小麦和小黑麦）中。由于在加工过程中可能被麸质污染，燕麦有时也会被无麸质饮食方案排除，但它实际上并不含麸质。相反，燕麦含有燕麦蛋白，大多数人（包括乳糜泻患者）对其耐受度高。所以，选择燕麦产品的关键标准在于其是否通过了无麸质认证。

提起麸质通常会引起的问题，人们往往联想到消化问题，如腹泻、便秘、腹痛和腹胀。但麸质会造成的问题远不止这些。

麸质与焦虑等情绪问题

根据我的观察，不少患者的情绪问题在戒麸质后得到了显著改善。所以我建议受焦虑等情绪问题困扰的患者食用无麸质食品。这一措施有可能完全消除焦虑，尤其适合对抗焦虑药物产生抗性的患者[11]。临床经验和特异性研究表明，麸质与焦虑症、社交恐惧症、抑郁症甚至精神分裂症存在联系[12~14]。虽然不少精神健康研究将人体对麸质敏感的矛头指向了乳糜泻，但是如果你并未患乳糜泻，并且出现了情绪问题或生理问题，而且这些问题在戒麸质后得到了解决，那么戒麸质就是明智之举。

■ 患者故事分享——琳达

琳达是一名快 50 岁的教师，有情绪和消化问题。她发现服用 GABA 补充剂、色氨酸补充剂和一些基础补充剂（如复合维生素、锌和维生素 B_6）能够显著减轻焦虑，但无法完全消除焦虑及相关症状。我自始至终都建议她戒麸质。但在坚持戒麸质几个月后，她还是放弃了，因为她喜欢吃比萨，并且坚信用全麦饼皮制作的比萨是健康无害的。

几个月过去了，上述症状仍困扰着琳达，这迫使她最终同意尝试再次戒麸质。之后，琳达惊奇地发现，她的焦虑竟然完全消失了，同时消失的还有折磨了她快一生的便秘问题。之后，如果不小心吃了含麸质的食物，琳达也能立刻察觉到，因为这会令她感到紧张和腹胀，并最终引起便秘问题。热衷于做比萨的她还专门做了一些功课，开始尝试制作无麸质饼皮。如今琳达已经可以尽情享用无麸质比萨了。

麸质与消化系统

麸质敏感会损伤肠壁微绒毛从而引起消化问题，如放屁、腹胀、便秘和腹泻。如果你在焦虑之外还存在消化问题，那么你的肠壁微绒毛很可能已经受损，需要时间修复。肠壁微绒毛受损还可能引起营养不良，造成包括维生素 A、B 族维生素、维生素 D、维生素 E 和维生素 K、铁（缺铁可能导致贫血）和色氨酸在内的各种营养素水平低[15]。缺乏营养素可引发焦虑。有研究发现，连续 6 个月每天补充 800 μg 叶酸、500 μg 维生素 B_{12} 以及 3 mg 维生素 B_6 可以改善乳糜泻患者的整体健康状况，同时还有助于缓解焦虑和抑郁[8]。骨头汤对肠道有较好的修复作用，谷氨酰胺、维生素 C 和芦荟也有此功效。如欲深入了解有关改善消化功能的信息，请参阅第五章。

麸质敏感性检测

某些医学检测可以帮助你确定麸质对你有何种程度的影响，食物排除试验也可以达到该目的。在做食物排除试验时，你需要在两周内避免食用可能引起敏感的食物，并观察试验前出现的症状是否消失。之后你再将这些食物逐一重新加入饮食，同时观察症状是否再次出现。

我建议你同时采取这两种检测方法。虽然白纸黑字的检测结果极有说服力，但它并不具有结论性，也并不意味着你一定对麸质敏感（即便你确实在食用麸质后出现了问题）。此外，体验戒致敏食物给你带来的巨大改变以及重新食用致敏食物产生的糟糕感觉能够为你改变饮食习惯提供强大的动力。

麸质排除试验

不要对这项食物排除试验望而生畏，相反，你应鼓励自己：只需在短短两周内不吃某种特定食物，就有可能解决困扰自己的各种情绪问题、消化问题和其他健康问题。

1. 从第 1 天开始，不要食用任何含麸质的食物——开始进入食物排除阶段。需要注意的是，含麸质的食物指由各品种麦类作物（包括小麦、黑麦、大麦、斯佩尔特小麦、卡姆麦和小黑麦）制成的食物。考虑到燕麦在加工过程中可能被麸质污染，所以燕麦也在应排除的食物之列。虽然你可以购买无麸质燕麦，但我建议你在为期两周的食物排除试验中避免食用燕麦。并且，在试验期间，你最好食用自制的天然食物，因为麸质会伪装成其他成分（如水解蛋白、组织化植物蛋白）隐藏在许多加工食品，以及小麦、黑麦和大麦的各种衍生制品（包括麦芽和改性淀粉）中。大多数天然调味品（如酱油）、众多其他发酵饮料（如红酒、啤酒）中也有麸质的身影。此外，药品、信封用的胶水和补充剂的填料同样含有麸质。

2. 在两周的食物排除阶段内对自己的焦虑、抑郁、精力、注意力、腹胀、放屁和便秘等状况进行观察，注意任何变化。使用"情绪、精力、食欲与睡眠质量日志"（见附录 2）记录自己所吃的食物名称、进食时间、餐前感受（疲倦、饥饿、极度饥饿、渴望获得安慰等）、餐后感受（疲倦、愉快、满足、获得安慰、精力充沛等）和排便状况。

3. 从第 15 天开始，在早餐和午餐中加入含麸质的食物——开始进入试验阶段。接着连续三天不吃任何含麸质的食物。建议你食用无酵母面包，因为酵母也含有麸质，也是引起敏感的因素之一。食用含酵母面包可能导致试验结果不准确。我建议你在早餐时吃无酵母薄饼或松饼，在午餐时吃意大利面。

4. 在这三天里观察自己重新食用含麸质的食物后产生的症状，因为迟发型食物敏感反应的症状可能需要在相当长的时间之后才显现。在此期间你应注意自己的焦虑、情绪化、抑郁、易怒、疲劳感、注意力不集中、腹胀、放屁、排便或疼痛状况是否变得严重。

如果你注意到上述症状在试验阶段有所加重，就表明你很可能对麸质敏感。麸质敏感可以表现为出现真正的食物过敏、迟发型食物敏感反应或者患有乳糜泻，接受进一步检测（见后文）有助于你确定自己具体属于哪一种状况。如果你观察到自己的症状并未加重，那么麸质可能并不是罪魁祸首。你如果无法确定，可以再坚持两周不吃含麸质的食物，然后再尝试将它们重新纳入饮食。

如前文所述，做食物排除试验的一个重要原因是，医学检测的结果不具备结论性。我曾见过一家四口（父母和两个孩子）同时因摄入麸质而出现焦虑和消化问题。但他们的医学检测结果出现了个体差异，有的呈阳性，有的呈阴性。所以，无论你的医学检测结果如何，如果麸质的确对你产生了负面影响，那么避免食用含麸质的食物才是上策。

麸质敏感性检测

麸质敏感性检测主要包括唾液检测（检测抗麦醇溶蛋白抗体水平）和血液检测（检测 IgG 与甲状腺抗体水平）。上述抗体水平的升高表明你应避免摄入麸质，并进一步接受乳糜泻检测。此外，有些麸质敏感性指标尚未纳入检测范围，未来这些指标可能提供更多的有效信息。

抗麦醇溶蛋白抗体唾液检测

许多麸质敏感患者的抗麦醇溶蛋白抗体检测结果呈阳性。不少居家肾上腺功能唾液检测项目都包含测量抗麦醇溶蛋白抗体水平，如肾上腺应激指数检测项目。肾上腺应激指数检测项目还包括测量分泌型免疫球蛋白 A（secretory immunoglobulin A，SIgA）水平。SIgA 是一种抗体，在胃肠道免疫中起着关键作用。在检测抗麦醇溶蛋白抗体水平时应一并检测 SIgA 水平，因为 SIgA 水平较低可能造成检测结果呈假阴性。压力大和肾上腺疲劳通常会导致 SIgA 水平低。许多实验室推出的各种唾液检测和粪便检测项目都包含测量抗麦醇溶蛋白抗体水平和 SIgA 水平。

针对对含麸质食物敏感的 IgG 检测

迟发型食物敏感反应可以通过血液检测（抽静脉血或手指刺血）的方式确定。这类 IgG 血液检测又被称为"酶联免疫吸附试验"，在结合了个人症状、健康史和饮食记录时极其有效[16~18]。酶联免疫吸附试验结果能够揭示你的身体是否对各种食物（如小麦、黑麦、大麦和燕麦）做出了免疫反应，以及特定食物是否会引起你的身体做出轻微、中度或强烈的免疫反应。

如果检测结果表明你体内发生了迟发型食物敏感反应，我建议你至少连续三个月避免食用相关致敏食物，然后再考虑将它们逐一重新纳入饮食。每添加一种食物后，你应至少观察三天，然后再添加下一种。如果你在三天内出现了任何症状，你可能需要终身避免食用该食物。但如果你在此期间并未出现任何症状，那么就表明你可以吃该食物，但应将该食物与其他食物轮换食用（如每三天吃一次）。

一些实验室提供了各种方法，用于检测由含麸质的食物和其他食物引起的迟发型食物敏感反应。不同方法可评估的致敏食物种类不同，建议你根据自己的情况选择。

甲状腺抗体血液检测

抗甲状腺球蛋白抗体和抗甲状腺过氧化酶抗体水平升高可能是患桥本甲状腺炎的征兆。患桥本甲状腺炎后，人体会产生攻击甲状腺自身的抗体。这种自身免疫性疾病在乳糜泻患者和麸质敏感者中较为常见[19, 20]。你可要求医生为你做血液检测，从而确定这两种抗体的水平。如果二者的水平高，你就需要完全避免食用含麸质的食物，同时每天服用 200 μg 硒补充剂，以使甲状腺恢复功能，降低甲状腺抗体的水平。

乳糜泻检测

你可通过下列两项检测判断自己是否患有乳糜泻。一项是简单的血液检测，另一项是活体标本检查。此外，你还可进行 IgE 检测和基因检测，二者主要用于观察甲状腺抗体水平是否升高（如前文所述）。甲状腺抗体水平升高在乳糜泻患者中较为常见。

乳糜泻组合检测通常可测量以下三个指标，但阴性结果并不能完全排除患有麸质敏感或乳糜泻的可能。

- 免疫球蛋白 A 抗组织转谷氨酰胺酶抗体（immunoglobulin A tissue transglutaminase，IgA–tTG）：如果该指标升高，则检测对象患乳糜泻的概率约为 98%[7]。

- 免疫球蛋白 A 抗麦醇溶蛋白抗体（immunoglobulin A anti–gliadin antibodies，IgA–AGA）：该指标升高表明检测对象对麦醇溶蛋白产生了免疫反应，同时也表明检测对象采取的并非无麸质饮食方案。

- 血清免疫球蛋白 A：该指标水平低表明检测对象患乳糜泻的风险增大 10~15 倍，而且还可能导致 IgA–tTG 检测结果呈假阴性。

医学界普遍认为，小肠活体标本检查是诊断乳糜泻的黄金方法。如果小肠活体标本检查结果显示小肠微绒毛变平，则表明患者应采取无麸质饮食方案，并且在实施无麸质饮食方案一段时间后进行二次活体标本检查。如果第二次小肠活体标本检查结果显示这一症状有所好转，患者则可以被确诊患有乳糜泻。但这种方法同样存在局限性[7]。小肠活体标本检查可能无法揭示在不同区域或时段出现的肠道损伤。因为如果是在连续数周不摄入麸质后进行的第一次检查，此时乳糜泻患者的肠道可能已经得到修复而不存在损伤。

如果血液检测和小肠活体标本检查均表明你并未患有乳糜泻，但你认为自己可能对麸质敏感，那么我建议你考虑做其他检测。例如，你还可以接受 HLA-DQ2 和 HLA-DQ8 基因检测，因为这两种基因都与乳糜泻等自身免疫性疾病（包括 1 型糖尿病和自身免疫性甲状腺病）的风险增大有关。然而，并未患乳糜泻的人也可能携带这些基因，所以该结果缺乏结论性[7]。你还可以去医院或者使用居家检测工具进行基因检测。基因检测的好处是，它可以在身体功能进一步受损之前为对麸质敏感的人提供预警。

含麸质的天然谷物的替代品

值得庆幸的是，如今人们已经逐渐意识到麸质会造成潜在的问题，而且能够买到各种无麸质的加工食品，如无麸质的面包、意大利面、饼干、华夫饼。这些食品由各种替代性面粉，如大米粉、玉米粉、土豆粉，甚至是椰子粉制成。

然而，与其用无麸质的食品替代含麸质的食品（比如用米粉意面替代小麦意面），不如直接增加蔬菜和无麸质的谷物在饮食中的占比。例如，含淀粉的蔬菜（如红薯、南瓜和胡萝卜）是碳水化合物、维生素和矿物质的极佳营养来源。再例如，受麸质困扰的人仍然可以食用大米、玉米、荞麦、藜麦，以及（获得无麸质认证的）燕麦。虽然小米也不含麸质，但有些人仍然对其敏感。所以，判断某种食物是否适合你食用，还需要你亲自尝试。

人们还开发了不少无麸质食谱，但有些食谱要求使用过量的糖或其他不健康的配料。所以在购买无麸质食谱时，你应仔细阅读其中的内容，并牢记自己的饮食需求和第一章、第二章中的建议。此外，你还可以上网搜索更多有关无麸质的食品的信息和资源。

如果你对麸质敏感但并未患有乳糜泻，那么采用特定的烹饪方法烹制含麸质的食物可帮助你的身体更好地消化麸质。例如，许多传统食物（如酸面包）在制作过程中都会先将谷物进行浸泡或发酵。这些方法有助于人体消化谷物，食用这类谷物也可能减轻由摄入麸质引起的情绪问题和消化问题。有证据表明，对麸质敏感的人（包括乳糜泻患者）对酸面包的耐受度高[21]。但你在选择食物时仍然应该保持谨慎。建议你先一一尝试含麸质的食物，观察自己有何感觉，然后再做决定。此外，你还可以服用帮助消化麸质所含蛋白质（以及酪蛋白）的酶补充剂，以便减轻你在误食含麸质的食物后产生的不良症状。我在此建议你选择含二肽基肽酶 IV（dipeptidyl peptidase IV，DPP IV）补充剂。

如果麸质并非问题所在

即使对麸质不敏感，你也应避免食用含麸质的加工食品，如用精制面粉制成的食品，如饼干、蛋糕、白意大利面。相比之下，天然谷物是对健康更有益的选择。同样有益的选择还有全麦发芽面包。但是，我并不建议将这种面包当作主食，更不建议你每餐都食用含麸质的天然谷物。

乳制品引发的问题

乳制品并不会直接引发焦虑，但会间接通过引起黏液分泌量增加、使消化系统受损和刺激人体产生免疫反应而对情绪产生影响。麸质敏感不但会引起情绪不稳定和焦虑，还会损害肠道黏膜，进而影响乳制品的消化，只有修复了肠道才能防止消化系统乃至人体出现进一步的损伤和营养缺乏。在肠道修复之后，由麸质敏感引起的乳制品消化问题会自行消失。

有些人缺乏能够消化乳糖的乳糖酶[22]。对缺乏乳糖酶的人来说，乳制品具有与麸质类似的成瘾效应，食用者在食用乳制品后会经历从亢奋到抑郁的剧烈情绪波动，这与吃下一大碗冰激凌前后的感受如出一辙。你或许会疑惑，冰激凌不是一种能让人感觉情绪更好的安慰食品吗？的确如此。但是如果你在吃冰激凌时感觉就像中了大奖，而在吃完后又感到疲倦和鼻塞，就说明你已经对冰激凌上瘾了。

鉴于乳制品引起的问题具有普遍性，我建议你做一次为期两周的乳制品排除试验（即使你对该试验是否有效持怀疑态度）。此外，你还可以接受 IgG 血液检测，以确定自己的身体是否出现了迟发型乳制品敏感反应[23]。你如果发现自己对乳制品不敏感，那么按照第一章中的饮食方案做即可。

其他食物引发的问题

如果出现肠道损伤、营养素缺乏以及肾上腺应激，那么任何食物都可能引起迟发型食物敏感反应。正如前文所述，这可能正是某些人焦虑的原因之一。在一项针对肠易激综合征患者的研究中，研究人员通过 IgG 血液检测来确定引发肠道问题的食物。他们发现，排除相应食物可显著减轻受试者的症状，提高其生活质量，降低其焦虑和抑郁程度[10]。而且，严格限制饮食的患者的改善程度最显著。而一旦放松限制，许多症状便会卷土重来。

如果你对含麸质的食物和乳制品不敏感（或者含麸质的食物和乳制品的确会对你造成消化问题和情绪问题，但是将它们排除之后症状并不会彻底消除），但是仍然怀疑食物是造成问题的一大原因，那么你可以通过 IgG 血液检测来判断自己是否对其他食物敏感。IgG 血液检测（详见前文）也能够用来检测其他常见的食物敏感。如果 IgG 血液检测结果表明你对多种食物敏感，那么你可能患有肠漏。此时你需要避免食用所有致敏食物，为肠道提供修复机会。

你也可以针对你认为可能引起敏感的任何食物或致敏食物（如牛肉、猪肉、蛋类、柑橘、玉米、大豆、坚果、巧克力和蔗糖）做食物排除试验（见前文）。此外，你偏爱或常吃的食物也特别值得研究。我的一位患者曾经每天都吃草莓和杏仁，但事实证明这两种食物恰恰是问题所在。

如果你的检测结果模棱两可，并且你强烈怀疑是某些食物给自己带来了情绪问题和消化问题，那么我建议你采用低致敏性或低抗原饮食方案，即只食用最不可能引起问题的食物，如糙米、羊肉、除柑橘以外的水果，以及除西红柿、茄子、辣椒和土豆以外的蔬菜。在坚持食用这些食物两周后，你可以考虑每隔三天添加一种新的食物，并观察身体的反应[24]。德国一项针对儿童多动症和破坏性行为障碍的研究发现，在采用上述饮食方案之后，25% 的儿童在行为方面有所改善[25]。

各种谷物、含淀粉的蔬菜和豆类造成的问题

如果你在食用谷物（如大米、干玉米）、含淀粉的蔬菜（如土豆、红薯）或豆类后感到情绪波动大、焦虑、疲惫或不安，就表明你摄入的碳水化合物很可能没有被消化，而在消化系统中发酵并滋生了有害细菌。此时你很有必要做一次食物排除试验，并采用特定碳水化合物饮食方案。伊莱

恩·戈特沙尔让特定碳水化合物饮食走进了人们的视野[23]。该饮食方案有助于解决消化问题，如克罗恩病、结肠炎和慢性腹泻，对缓解焦虑和抑郁等情绪问题也有帮助。

在实施该饮食方案时，你可以摄入特定的碳水化合物。例如，你可以吃水果，但应避免食用含淀粉的蔬菜（如土豆、红薯）、谷物（一切含麸质的天然谷物，以及大米、玉米、小米和其他无麸质的谷物）和豆类。除了水果，特定碳水化合物饮食还包含以下食物：红肉、禽肉、鱼肉、蛋类、坚果、无淀粉的蔬菜（如芦笋、花椰菜、西蓝花）。你应选择黄油、橄榄油、椰子油等食用油。

娜塔莎·坎贝尔-麦克布莱德在韦斯顿·普莱斯基金会传统饮食理念的基础上加入了具有修复功效的骨头汤和发酵食物，推出了改良版的特定碳水化合物饮食方案，即肠道与心理综合征修复饮食。该饮食方案还可以搭配具有解毒功效的鲜榨蔬菜汁和益生菌补充剂。坎贝尔-麦克布莱德发现，该饮食方案可显著减轻焦虑，缓解抑郁症、双相情感障碍、自闭症、关节炎和各种学习障碍和消化问题。她一般要求患者坚持实施该饮食方案一年及一年以上。

一项研究发现，碳水化合物在肠易激综合征患者的结肠内会发生异常发酵[24]。另一项研究虽未明确提及肠道与心理综合征修复饮食方案，但证实了一种低碳水化合物饮食方案（碳水化合物日摄入量为 20 g，即碳水化合物在每日营养中的占比仅为 4%）对缓解包括焦虑在内的肠易激综合征常见症状（见第五章）有效[26]。

如果你下决心采用特定碳水化合物饮食方案或肠道与心理综合征修复饮食方案，那么我建议你在烘焙食品时不要放太多坚果或坚果面粉。首先，坚果对过敏者是一大威胁。其次，坚果含有较多的铜，过量食用可能导致人体内铜水平升高，从而加重焦虑（见第七章）。

虽然我的患者中仅有一小部分需要采用肠道与心理综合征修复饮食方案，但是它尤其适用于对各种谷物和含淀粉的蔬菜敏感的患者。如果你有念珠菌病等肠道菌群失调或寄生虫感染（见第五章）的困扰，该饮食方案将是一种有益选择。表 4-1 总结了不同种类的食物敏感对焦虑或情绪的影响，你可据此进行相应的检测并调整饮食。

表 4-1　食物敏感的种类及其对情绪的影响

	食物过敏	食物敏感	麸质敏感	乳糜泻	肠道与心理综合征
焦虑与抑郁	不常见	有时	常见	常见	常见
年龄段	多见于儿童	所有年龄段	所有年龄段	所有年龄段	所有年龄段
与检测相关的抗体或方法	IgE 介导	非免疫性抗体或IgG；食物排除试验	甲状腺抗体、IgG、SIgA、抗麦醇溶蛋白抗体、*HLA-DQ 2* 和 *HLA-DQ 8* 基因；食物排除试验	甲状腺抗体、IgA-tTG、SIgA、IgA-AGA、抗麦醇溶蛋白抗体、*HLA-DQ 2* 和 *HLA-DQ 8* 基因；食物排除试验、活组织检查	食物排除试验、粪便检测
致敏的食物	极少	众多	含麸质的天然谷物	含麸质的天然谷物	所有谷物和含淀粉的蔬菜
反应时间	速发型	迟发型	迟发型	迟发型	迟发型
反应类型	通常相同，多为生理反应	各异，生理和心理反应均会发生	各异，生理和心理反应会发生	各异，生理和心理反应均会发生	各异，生理和心理反应均会发生
诊断	可直接确诊	通常不明确	难以确诊	难以确诊	难以确诊

利用氨基酸抑制食欲

茱莉娅·罗斯建议有针对性地摄入氨基酸以抑制食欲，这样做能使患者更容易避免食用致敏食物，尤其是含碳水化合物的食物，如烘焙食品、面包、含麸质的天然谷物、乳制品和甜食。该方法对我的大部分患者均有帮助，而且一般在几分钟内即可见效。以下是症状与对应的应摄入的氨基酸示例。

- 如果你在下午或晚上渴望吃含碳水化合物的食物和含麸质的天然谷物，就说明你的血清素水平可能偏低。服用色氨酸或 5-HTP 补充剂或有帮助。

- 如果你渴望吃面包、饼干或冰激凌等安慰食物，就说明你的内啡肽水平可能偏低。服用 D-苯丙氨酸（D phenylalanine，DPA）补充剂或有帮助。

- 如果你只能靠食用大量面包、谷物、意大利面或乳制品平复情绪，就说明你的 GABA 水平可能偏低。补充 GABA 可帮助你放松心情，抑制与焦虑相关的饮食渴望。

- 你如果有低血糖倾向，并且极度渴望吃甜食或其他含淀粉的食物，可服用具有血糖调节作用的谷氨酰胺补充剂。

- 如果你渴望通过吃甜食来快速补充能量，就说明你的儿茶酚胺水平可能偏低。补充酪氨酸或有帮助。

与谷氨酰胺相关的内容见第二章，其他氨基酸将在第六章讨论。补充氨基酸之前请务必认真阅读第六章，尤其是"补充氨基酸注意事项"。

■ 患者故事分享——苏珊

31岁的苏珊是位全职妈妈，有3个孩子需要照顾。但10年以来，她始终被湿疹困扰着，并且她的湿疹愈发严重，开始影响她的情绪、睡眠和理智。在来我处就诊前，她对糖的渴望非常强烈，还患有焦虑症，正在接受抗抑郁药物治疗。苏珊的饮食中充斥着饼干、蛋糕、糖果和各种添加糖。为了控制湿疹，十多年来，她需要每天服用苯海拉明，还尝试过涂抹可的松乳膏和实行多种常见疗法，但收效甚微。20多岁时，苏珊曾是一名竞技体操运动员，但热爱锻炼的她最终被迫放弃了自己的事业，因为哪怕是出汗也会引起剧痛。后来，由于疼痛难忍，就连洗澡也成了她的奢望。

苏珊被各种症状折磨到几近疯狂，看着眼睛周围、下巴、颈部和手臂上丑陋而疼痛的疹子，她最终下定决心寻求营养师的帮助，并开始尝试新的疗法。在我的建议下，苏珊同意做为期两周的麸质排除试验。她还有针对性地补充了氨基酸：DPA帮助缓解饮食渴望，谷氨酰胺帮助控制血糖，GABA帮助缓解焦虑。虽然苏珊的皮肤在第一周并未发生任何变化，但由于氨基酸开始起效，她对含糖食物的渴望大大减轻，这为她在第一周成功改变饮食习惯创造了条件。此外，苏珊开始食用大量蔬菜和摄入优质蛋白，每天将奶昔作为早餐，并在食用的沙拉中加入橄榄油。

我在第二次入户访视时发现，苏珊在早餐奶昔中加入的乳清蛋白粉含有小麦成分，于是我要求她将那种乳清蛋白粉替换成无麸质的乳清。换言之，她是从第二周开始正式实施无麸质饮食方案的。之后，苏珊的变化可以用翻天覆地来形容：湿疹几乎完全消失，她第一次可以睡个安稳觉。整个第二周，她只服用过一次苯海拉明。她不仅能够每天享受洗澡，甚至还摆脱了对氨基酸补充剂的依赖。于是，她开始降低 GABA 的摄入量，并打算与医生讨论停用抗抑郁药的事宜——因为她不再感到抑郁了！

我们还重新检测了苏珊的麸质敏感性。尽管与敏感有关的症状并未完全消失，但与麸质相关的各种指标均为阴性，她的健康状况也得到了显著改善，受到鼓舞的她决定继续实施无麸质饮食方案。

从第三周开始，苏珊决定开始锻炼，她为自己在短短几周内取得如此巨大的变化感到无比兴奋。苏珊表示："这是我 10 年来第一次拥抱健康，我感觉自己又恢复了干劲。现在的我感觉幸福极了！"几个月后，我继续对苏珊做了入户访视，虽然她的湿疹并未痊愈，但已经得到了有效控制。此外，她还停用了抗抑郁药，体重也减轻了大约 4.5 kg。她摆脱了焦虑和抑郁，重新开启了自己的事业。

组胺水平低引起的过敏和焦虑问题

如前文所述，组胺是一种神经递质，因此它对情绪也有影响。除了生理症状（如对食物和环境过敏），组胺失衡还会引发偏执、恐怖症、强迫症和抑郁症。尽管组胺失衡已经引起研究人员的重视，调节体内的组胺水平也成为治疗抑郁症的临床治疗方法之一，但鲜有医生评估组胺失衡与情绪障碍的关系[27, 28]。全血组胺检测或许可以帮助到你。在《抑郁症天然疗法》（*Depression-Free，Naturally*）一书中，营养学家琼·马修斯-拉森介绍了组胺水平偏高 / 偏低引起的各种症状，并提供了两种解决方案。

见效时间

如果你出现迟发型食物敏感反应（由 IgG 引发），你的情绪问题或消化问题在排除致敏食物三天内即可有所改善。（可在三个月后重新将该食物纳入饮食。）

如果你出现速发型食物敏感反应（由 IgE 引发）或乳糜泻检测结果呈阳性，相关问题在排除致敏食物后即可得到解决。但你需要终身避免食用这些食物。

如果谷物或含淀粉的蔬菜是致敏食物，那么你的症状会在排除相应食物后几周内减轻，但症状完全消退可能需要 12 个月以上。

如果你出现组胺失衡，组胺水平通常需要 3 个月才能恢复正常。但具体恢复时间因人而异，并且取决于你避免食用致敏食物的程度。所以，组胺水平恢复正常的时间由个人的执行力、生化过程节奏和肠道修复时间决定。

第五章

改善消化

消化系统疾病在美国较为常见，三分之一以上的成年人都受其影响，每年有大约4500万人确诊患有胃食管反流、便秘、肠易激综合征、肝病和其他消化系统疾病[1,2]。有研究显示，患消化系统疾病（如肠易激综合征、食物过敏或敏感、小肠出现细菌感染和溃疡性结肠炎）的人经常受到焦虑症的困扰，有些人还患有抑郁症[3]。例如，一项研究发现，50%~90%的肠易激综合征患者存在各种类型的焦虑症（如惊恐症、广泛性焦虑症、社交恐惧症和创伤后应激障碍）和严重的抑郁症[4]。不过，目前的研究很难判断焦虑症和消化问题之间的因果关系——是焦虑症影响了消化系统功能，还是消化不良加重了焦虑症？有时，焦虑症和消化问题会同时出现，需要同步解决。

不知道你是否也有过以下感受？"我感觉心里七上八下的""我感觉肠道不太好""我的心窝很不舒服"……这些描述不仅仅是大脑对感觉的想象。根据迈克尔·格申博士的理论，大脑中的各种神经递质同样存在于消化系统中——这也是消化系统被称为"第二大脑"的由来。消化系统实际上拥有自己的神经系统，而且95%以上的血清素是在肠道中产生的[5]。一项针对慢性疲劳综合征和肠道菌群失调患者的研究证实了"肠道-大

脑 – 情绪"之间的联系。该研究发现，接受益生菌治疗的受试者不仅肠道内有益菌数量更多，而且其焦虑和抑郁症状也显著减轻[6]。

肠道是一切疾病的起源，这是一个影响深远的观点。想必你听说过"人如其食"的说法。换言之，食用健康食物的人身体健康（或者可能更健康），反之则迥然不同（至少在一定程度上）。然而，你如果食用了营养丰富的天然食物，但无法消化和吸收它们，那么你依然与健康无缘。因此，为了达到最佳的健康状态，如拥有稳定的情绪和良好的免疫力，你需要确保消化系统健康。

我将在本章简要阐述消化过程，探讨造成消化不良的几个原因，并为你提供改善消化问题的方法。由于本书涉及的主题众多，我在此仅对消化问题做简单概述，让你明白其重要性即可。如欲深入了解相关理论，建议你阅读伊丽莎白·利普斯基的《消化健康》（*Digestive Wellness*）。

除了本章涉及的各种问题，其他因素也可能影响消化系统健康。例如，食物过敏会导致食物难以被消化和消化系统损伤（见第四章）；血清素水平低会造成消化问题（见第六章）；甲状腺功能减退会导致便秘（见第八章）；锌（见第七章）和镁（见第八章）水平低，以及肾上腺疲劳（见第八章）也会对消化功能造成负面影响。健康的饮食（见第一章）对消化系统健康至关重要，你摄入的过量的糖会成为念珠菌的养料，从而导致消化问题进一步恶化（见第二章）。此外，压力同样起着不可忽视的作用，感到压力大的人应改变生活方式（见第八章）。

消化不良问卷

消化不良问卷是我基于大量诊疗经验，并综合伊丽莎白·利普斯基、约瑟夫·皮佐尔诺和迈克尔·默里的研究成果设计的。

你可使用本问卷判断自己是否存在消化问题以及问题的原因。问卷按照造成消化问题的原因分为若干部分。下列任何一种原因都可能引发焦虑、抑郁或情绪不稳定。你如果经常出现下述症状，请在相应描述前打钩。

胃酸水平低

☐ 餐后频繁打嗝、腹胀或放屁

☐ 餐中或餐后感到胃部发胀、发撑

☐ 消化不良、便秘、腹泻或排便困难

☐ 服用补充剂后容易出现胃部不适或恶心

☐ 大便中有未消化的食物

☐ 对多种食物敏感或食物过敏，或患有乳糜泻

☐ 缺铁或缺锌

胰酶水平低

☐ 进食后 1~3 小时内出现疲劳、消化不良、腹胀等状况

☐ 肋骨左下方经常出现胃痛、压痛或酸痛

☐ 经常放屁或腹胀

☐ 经常便秘或腹泻，摄入膳食纤维后依然便秘

□ 经常恶心或呕吐

□ 大便中有未消化的食物，或大便恶臭、呈黏液状、油腻、有光泽或不成形

大肠问题

□ 感觉大便未排空

□ 下腹部经常疼痛，排便或放屁可减轻痛感

□ 便秘或腹泻，或便秘与腹泻交替发生

□ 大便干硬或细小

□ 频繁放屁且气味恶臭

□ 舌苔厚

□ 每天排便次数超过 3 次

□ 经常吃泻药

肠道菌群失调

□ 慢性便秘或腹泻

□ 耳朵、鼻子或肛门瘙痒

□ 夜间睡眠不稳或磨牙，经常醒来或盗汗

□ 食物敏感或食物过敏

□ 精力不足、疲劳、关节或肌肉疼痛

□ 有荨麻疹、皮疹、湿疹、皮肤溃烂或溃疡

□ 有黑眼圈或嘴唇周围有皱纹

念珠菌病（一种肠道菌群失调）

- ☐ 指甲／皮肤感染真菌、患有脚气或阴道感染酵母菌
- ☐ 有慢性鼻窦炎或耳部感染
- ☐ 食物敏感
- ☐ 慢性疲劳
- ☐ 记忆力差和注意力不集中
- ☐ 便秘或腹泻
- ☐ 经常腹胀和放屁
- ☐ 嗜吃面包、曲奇、糖等含碳水化合物的食物或嗜酒

肝胆问题

- ☐ 对油腻或脂肪含量高的食物敏感
- ☐ 进食数小时后小肠胀气
- ☐ 口中有酸味或金属味
- ☐ 皮肤瘙痒或眼白发黄
- ☐ 大便颜色不是黏土色，而是棕色
- ☐ 口臭或体臭
- ☐ 有胆囊炎、胆结石或胆囊切除病史

你如果在以上任一部分中勾选了 3 个及 3 个以上的条目，请继续阅读后文，以改善消化问题。

消化过程和吸收过程

身体从食物中吸收营养的过程包括消化和吸收两部分。在消化过程中，人体通常会将食物分解成更小的单位，以便吸收。消化过程结合了机械过程和化学过程：机械过程包括咀嚼、搅拌（在胃里）、食物与酶和消化液混合；化学过程则指将大的食物分子分解成更小的颗粒。

碳水化合物的消化过程始于口腔（唾液），但大部分是在小肠中由胰酶和其他酶完成的。碳水化合物会被分解成葡萄糖。蛋白质的消化过程始于胃（主要为盐酸的胃酸，以及胃蛋白酶），其大部分也是在小肠中由胰酶和其他酶完成的。蛋白质可被分解成氨基酸。脂肪主要消化过程也在小肠中进行，由胰酶和胆汁（胆汁由肝脏产生并储存在胆囊中）完成。脂肪可被分解为脂肪酸和甘油。

小肠负责吸收营养素和水，大肠也可以吸收少量的水。在食物被分解之后，营养素会穿过肠壁转移到血液和淋巴液中。营养素随着血液和淋巴液的循环抵达全身细胞，从而为人体提供能量和修复能力。

保持良好的消化和吸收能力的重要性

保持良好的消化和吸收能力的重要性在于：

- 为细胞提供葡萄糖、氨基酸和脂肪酸。它们分别由碳水化合物、蛋白质和脂肪分解而成。
- 确保健康天然食物包含的所有维生素、矿物质、抗氧化剂和其他营养素能被人体吸收。身心健康的保持依赖于这些营养素的持续供应，因为身体需要利用它们制造酶、激素和神经递质，一切生理过程都离不开酶、激素和神经递质。

- 保护身体不受肠道菌群失调的影响。这类问题会进一步损害人的消化能力，扰乱情绪和睡眠，增强食欲。
- 肠道负责合成大量的血清素和部分 B 族维生素，所以保持消化系统的健康对维持改善情绪的化合物的水平至关重要。

粪便是检测消化系统功能的线索

粪便可以为我们检测消化系统功能提供线索。在正常情况下，大便应成形良好，似柔软而成熟的香蕉，含有适量的水分，且表面顺滑[7]。正常的大便颜色应为巧克力棕色。排便应毫不费力，频率大约为每天一次，且无须吃泻药。当然，如果每天排便 2~3 次，只要大便成形良好，也是正常的。

助消化饮食

在这个快节奏的世界里，人们对待吃饭如同打仗，不少人更是长期食用加工食品。请你认真考虑下列问题。

- 你在吃饭时是否狼吞虎咽，是否边看电视边吃饭或站着吃饭？
- 你在压力大的时候是否更想进食？
- 你是否喜欢吃快餐等加工食品？

- 你是否极少或根本不吃新鲜蔬菜或水果，从而导致膳食纤维的摄入量不足？
- 你每天的饮水量是否少于 1.8 L？

如果你存在上述情况，那么改善饮食习惯不仅能够帮助你预防或解决消化问题，还能改善你的情绪和整体健康。如果下述建议未能改善你的消化功能，那么你就需要进一步检查自己是否存在胃酸不足、大肠问题、肠道菌群失调等问题。

吃促消化的食物，避免食用低营养食物

在西式饮食中，助消化食物的食用量不足，而食用劣质的加工食品会损害人的消化功能。如果你的消化系统出了问题，那么采用第一章提供的饮食方案就尤为重要，食用特定的食物有助于你恢复健康。以下是一些助消化饮食建议。

- 生鲜食物富含酶，可促消化。所以，建议你多吃绿叶蔬菜，以蔬菜为零食，或用生蔬菜（如胡萝卜、西葫芦和芹菜）制作沙拉。
- 饮用或食用发酵食品（如酸奶、开菲尔、酸菜和泡菜）、饮用含益生菌或有益菌的饮料（如康普茶）。它们不仅容易被消化，而且具有促消化的功效。
- 食用苦味食物（如芝麻菜和蒲公英叶）。该类食物可刺激人体分泌消化酶。
- 食用浸泡过的谷物和坚果、发芽的豆子和种子。它们更容易被消化，营养也更丰富。

改变饮食习惯

虽然食用正确的食物能够极大改善消化系统功能，但良好的饮食习惯同样重要。

在家做饭和吃饭。做饭并不是一件苦差事，相反，它是一个有趣且愉快的过程。你可以发动全家尝试新的食谱。做饭时心里想着食物、看着食物、闻着食物能够帮助身体为消化食物做好准备，使消化液和消化酶在进食之前率先流动起来[8]。这也是人在闻到炖菜的香味后会流口水的原因。

细嚼慢咽。消化过程始于口腔，所以细嚼慢咽有助于将食物分解成小块，让其与唾液中的酶充分混合。

饭吃八成饱。饮食应遵循少食多餐的原则，以减轻消化系统的负担。夜间不可吃太多食物，以确保食物在睡前得到良好的消化。

对食物心怀感恩，细细品味，正念饮食。在开饭前对食物表达感恩之情，说一段祝福语。放慢进食速度，细细品味食物的质地、香味和口感。在吃饭时保持正念，只关注食物本身。我曾接受过正念训练，在 5 分钟内只吃 1 粒葡萄干，如今我仍然在坚持练习：首先拿着一粒葡萄干，观察葡萄干，体会其触感，用鼻子闻其气味；接着将其放进嘴里，以非常缓慢的速度咀嚼，仔细体会其口感、汁液和甜味。这与我们平时狼吞虎咽的进食方式形成了鲜明的对比。

一家人坐下来一起吃，将吃饭当作家庭聚会。和亲友坐下来一起吃饭，而不是各自抱着碗"猫"在电视机前。饭桌话题应积极、轻松。我很赞成我的好友营养学家罗宾·尼尔森的观点：创造吃饭气氛并让身体进入消化模式的方法很简单，点上一根蜡烛就可以了。独自吃饭的人不妨采用瑞贝卡·伍德的建议：撤去餐桌旁多余的椅子，然后把爱人的照片放在目之所及之处。

不在高度紧张或焦虑时进食。长期处于压力、焦虑和抑郁状态会降低胃内盐酸和 SIgA 的水平。盐酸和 SIgA 的水平降低会损害消化能力，造成消化不良。消化不良会导致营养耗竭，使人更加难以应对压力，从而形成恶性循环。你如果在吃饭时感到压力大或焦虑，可以先做几分钟深呼吸，或用其他方式放松一下再吃饭。你也可以在吃饭时听舒缓的音乐。如果进食（尤其是吃含糖的食物）能够平复你的情绪，请你认真阅读第二章和第六章的内容。

消化不良的原因和改善消化系统功能的方法

除了劣质食物和不恰当的进食方式外，某些生理因素也会造成消化问题。这些因素可大致归结为：胃酸或胰酶水平低、大肠问题、肠道菌群失调。后文将一一讨论这些因素。此外，许多药物副作用会对胃肠道产生影响。例如，抗酸药（antacids）和质子泵抑制药（proton pump inhibitors，如奥美拉唑）会影响蛋白质的消化，抗生素会破坏菌群平衡，止痛药会损害消化系统的黏膜[9]。

胃酸水平或胰酶水平低

胃酸水平低，又称"胃酸过少"，会损害消化系统对蛋白质的消化、分解能力，从而限制色氨酸和其他氨基酸的利用率，进而引发抑郁、焦虑、睡眠问题和对糖的渴望。胃酸在人体吸收 B 族维生素（尤其是维生素 B_{12}）、维生素 C、铁、钙、锰和锌的过程中起着不可或缺的作用。足量的胃酸是人体抵御食物中毒、寄生虫感染、细菌感染的第一道防线。

胰酶水平低会对蛋白质、脂肪和碳水化合物的消化产生负面影响。胃酸和胰酶的水平低会引发食物过敏[10]。与食物过敏相关的内容请参阅第四章。

胃酸水平和胰酶水平检测

胃酸水平可通过血液检测来判断，如检测血清总蛋白、球蛋白和血尿素氮水平。常规血液检测一般都包含这些项目。胰酶水平可通过粪便检测（检测粪便中是否有未被消化的脂肪和碳水化合物）来判断。粪便检测同时还可测量代表胰腺功能的弹性蛋白酶水平。一些实验室的胃肠功能全指标检测可包含上述检测，而且能够评估念珠菌感染、寄生虫感染等肠道菌群失调的情况。

恢复胃酸水平或胰酶水平的方法

如果检测结果显示你胃酸不足或者你怀疑自己胃酸不足，那么你可以服用盐酸甜菜碱补充剂。初始剂量可定为每餐 1 粒胶囊（剂量通常为 650 mg，相当于 10 粒谷物的重量），之后可以逐渐增加到每餐 5 粒（你如果发现自己在吃饭时感到胃部灼热，则可减少 1 粒，然后保持该剂量）。随着年龄的增长，你可能需要长期补充盐酸。但如果胃酸的分泌量过多，并且继续服用原剂量的盐酸甜菜碱补充剂会导致胃部灼热，那么你应减少剂量[9,10]。此外，饮用苹果醋有助于增加胃酸的分泌量。

低盐饮食是造成胃酸水平低的另一个原因，因为盐中的氯（或氯化钠）能够被用来制造胃酸。在欧洲，服用瑞典苦药是一种治疗胃酸水平低的常见方法[9]。你可以将 1 汤匙苹果醋与大约 235 mL 水混合，并于饭前饮用。另一种促进胃酸分泌的方法是饭前吃苦味绿叶蔬菜，如芝麻菜和蒲公英叶。此外，食盐以非精制盐为佳（见第一章）。

你可服用酶补充剂来弥补胰酶的不足，酶补充剂可与盐酸甜菜碱补充剂搭配服用，也可单独服用。酶补充剂应含有用于分解蛋白质的蛋白酶、用于分解脂肪的脂肪酶和用于分解碳水化合物的淀粉酶[9]。酶补充剂通常还含有菠萝蛋白酶（提取自菠萝）和木瓜蛋白酶（提取自木瓜）。酶补充剂的服用量通常为每餐 350~1 000 mg[10]。建议对小麦或乳制品敏感的人服用含 DPP IV 的产品，因为 DPP IV 有助于分解含麸质和酪蛋白的蛋白质[11]。

大肠问题

由于大肠负责储存废物并将其排出体外，所以大肠出现问题通常会导致便秘（或腹泻）。保持膳食纤维的充分摄入、多喝水、养成良好的排便习惯（规律排便十分重要）等都有助于维持大肠的正常功能。

保持膳食纤维的充分摄入。食用足量的蔬菜和天然谷物（如糙米），以确保身体获得足量的膳食纤维。有些人可能需要额外补充膳食纤维。你可将 1 汤匙亚麻籽或现磨亚麻籽油加入奶昔或水中饮用，每天 1~2 次，以增加膳食纤维的摄入量。

多喝水，但不可在吃饭期间喝水。每天应至少喝大约 1.8 L 水，但不可在吃饭时喝水或其他饮料，因为水会稀释消化酶。身体可从大肠中吸收水分，所以如果你不能保持充足的饮水量，大便就会干燥发硬，从而导致便秘。

改变不良的排便习惯。有便意时应及时上厕所，否则大便中的水分会被身体吸收，大便会变得更加干硬[9]。此外，上厕所不是打仗，应留出足够的时间确保大便完全排空。

便秘的其他解决方案。你如果已经尝试了上述所有建议，但仍未解决便秘问题，可以尝试吃梅子干、喝梅子汁／芦荟汁或服用氧化镁补充剂。按摩和锻炼也有助于改善便秘。此外，建议你做一次甲状腺功能检查，因为便秘是甲状腺功能减退的常见症状。

肠道菌群失调

肠道菌群失调指人体内肠道细菌、寄生虫或念珠菌水平失衡。消化系统中的细菌可以分为有益菌和有害菌两类。足量的有益菌能够预防念珠菌等有害菌过度生长，防止寄生虫滋生。肠道菌群失调可能是胃酸不足、压力大、使用了抗生素等药物、免疫力低下、手术、营养不良或摄入了大量糖分或食用了加工食品造成的[9, 12, 13]。位于大肠和小肠之间的回盲瓣如果功能不良也可导致肠道菌群失调——排便不畅引起的压力可使回盲瓣保持打开状态，此时结肠内容物能够通过回盲瓣向上进入小肠，从而破坏菌群平衡。回盲瓣功能障碍通常表现为下腹部产生震颤感。你如果存在该问题，可求助脊椎按摩师或整骨理疗师，通过按摩、理疗对该区域进行修复[9]。

肠道菌群失调可能造成消化不良。未消化的食物会成为有害菌的养料，从而使肠道菌群失调长期存在，并最终破坏消化道内壁，引发肠漏。肠道"泄漏"之后，未消化的食物便可穿过肠壁进入体内。由于身体将这些食物颗粒（尤其是蛋白质）视为异物，所以肠漏会引发食物敏感。由此引起的免疫反应会引起炎症，对人体造成进一步的损伤，使营养素的吸收效率变低，并形成恶性循环。肠道菌群失调还可引发包括焦虑在内的情绪问题，引发关节炎、慢性疲劳和肠易激综合征[9, 14, 15]。

虽然后文将着重讨论念珠菌病，但我认为有必要先对寄生虫感染做个简要介绍，因为它比我们想象得更加常见。而且有些因素会增加人体感染寄生虫的概率，如去卫生条件较差的地区旅行、赤脚外出、吃寿司或生肉、养宠物、与宠物共用餐具、清理猫砂、饮用未经处理的湖水或溪水、在湖泊或河流中游泳。你可使用某些草药（如苦艾和黑胡桃）治疗寄生虫感染，也可求助医生或服用相关药物。

念珠菌病（也称酵母菌感染或真菌感染）是最常见的肠道菌群失调。念珠菌在胃肠道内普遍存在，一般不会造成不良影响。它一旦侵袭别的部位，就会引发各种问题。当然，念珠菌病会发生在身体的不同部位。

念珠菌病通常是服用抗生素、避孕药和类固醇药物，以及吃糖引起的[9]。传统医学界大多认为念珠菌病不需要治疗，极少有人意识到它会导致情绪问题，更不必说将预防或消除念珠菌病视为抗焦虑饮食方案的目标之一了。我见过太多受情绪问题和嗜吃甜食困扰的患者，在解决念珠菌病等肠道菌群失调问题之后，治疗过程也变得顺利了许多。

焦虑、不安、惊恐发作、抑郁和情绪波动大是念珠菌病的常见心理症状[15, 16]。有趣的是，莱奥·加兰博士发现，患有念珠菌病的患者不仅脂肪酸的代谢变慢了，而且锌水平和维生素 B_6 水平也变低了——这 3 种营养素对维持心理健康至关重要，对减轻焦虑症也有正面影响[17]。其他症状包括前文调查问卷中有关念珠菌病的症状，以及环境敏感性（在潮湿环境或闷热天气中情绪恶化）、失眠、低血糖、患 PMS、患子宫内膜异位症、耳鸣、头痛和对化学气味格外敏感[9]。

肠道菌群失调检测

胃肠功能全指标检测能够用来评估肠道菌群失调情况。你还可以通过该检测的结果判断哪种药物或天然药剂对减少体内的念珠菌等有害菌有效。其他与胃肠功能相关的检测项目包括念珠菌抗体血液检测和白细胞计数。中性粒细胞、单核细胞或嗜酸性粒细胞水平升高（急性感染）或降低（慢性感染）均表明你患有念珠菌病。

如果你无法做相关检测，或者检测结果未表明你患有念珠菌病（该现象较为常见），那么你可使用前述问卷自行评估。念珠菌病的一个重要表现是，即使你服用了第六章推荐的氨基酸，你依然无法抑制对含糖和碳水化合物的食物的渴望。

控制念珠菌病，增加有益菌数量

控制念珠菌病通常需要多管齐下：改善饮食，食用益生元、益生菌，服用抗真菌药物。在通过改善饮食控制念珠菌病方面，目前有不少研究成果，其中的建议也值得一试。概括起来，你需要避免食用糖、面包、含酵母的食物，甚至水果也在应避免食用的食物之列。我个人推荐吉尔·雅各布斯的饮食方案。他以简单明了的方式介绍了下列具有抗念珠菌功效，以及有助于改善肠道菌群失调的食物。

- 大蒜具有抗真菌、抗细菌和抗病毒功效，食用大蒜可促进身体的排毒过程。大蒜能够杀灭念珠菌和有害菌，提高维生素的吸收率，并促进消化酶的分泌。生大蒜的功效尤其突出，但食用熟大蒜同样有益。你如果想服用大蒜补充剂，可以购买冻干产品，因为冻干工序有助于最大限度地保留大蒜的修复功效。

- 洋葱具有抗炎、抗细菌和抗病毒功效，食用洋葱还有助于杀灭寄生虫。洋葱富含抗氧化剂，具有多重药用属性，如预防癌症[18]。
- 食用白萝卜有助于维持体内有益菌的水平。
- 柠檬具有抗细菌功效，食用柠檬能够杀灭口腔和喉咙里的真菌。
- 橄榄油含油酸。油酸是一种单不饱和脂肪酸，摄入油酸有助于预防念珠菌感染。
- 未经过滤的生苹果醋富含钾，具有杀菌和碱化功效，饮用生苹果醋有助于为有益菌创造有利的生存环境。
- 饮用或食用发酵食品，如酸奶和酸菜，可促进菌群平衡。

服用下列补充剂可强力杀灭念珠菌，但需要注意的是，由于这些补充剂可导致念珠菌迅速死亡，所以你在恢复健康之前会经历一段难受的过程。

- 益生菌补充剂是高浓度的有益菌补充剂。念珠菌病往往会造成有益菌凋亡，而补充益生菌可增加肠道内的有益菌数量，帮助有益菌战胜有害菌。有研究显示，益生菌还能减轻焦虑和抑郁[6]。建议你选购含乳酸菌、双歧杆菌和其他菌株的冷藏益生菌补充剂。
- 益生元（如可溶性膳食纤维）是一种不易被消化的补充剂，但益生元能够促进消化系统中有益菌的生长。一项针对肠易激综合征患者的研究发现，服用益生元补充剂后，受试者体内双歧杆菌的数量增加了，受试者的焦虑和抑郁程度有所减轻，大便的稠度有所改变，腹胀的症状也减轻了[19]。常见的益生元包括洋车前子、燕麦麸皮、低聚果糖、菊粉、β-葡聚糖和阿拉伯半乳聚糖，这些益生元均有相应的补充剂。

- 牛至油、葡萄柚籽提取物、小檗碱、辛酸均为天然抗真菌剂，可有效抑制念珠菌生长。如前文所述，胃肠功能全指标检测可帮助你判断哪种补充剂对减少你体内的念珠菌有效。

阴道内也会出现念珠菌，艾伦·加比博士提倡服用补充剂治疗阴道念珠菌病。他认为这是一种治疗慢性念珠菌病的简便、安全、经济、有效的方案。他表示，尽管尚无随机临床试验支持该观点，但自然医学保健人员发现用这个方法取得的效果比药物治疗手段更加突出。我建议患者首先采用自然疗法（包括改善饮食，食用益生元、益生菌，服用天然抗真菌剂）。如果这种疗法无效，则应及时就诊，采取抗真菌的药物治疗手段。

修复消化系统的食物和营养素

肠道内壁会因食物敏感、摄入酒精、药物副作用和肠道菌群失调而受损。一旦问题的根源被消除，肠道就可在1~2周内完成修复，但摄入麸质引起的肠道损伤可能需要4~6月才能痊愈[20]。食用、摄入下列食物和营养素对消化系统有良好的修复作用。

- 自制骨头汤。含有胆碱、明胶和脯氨酸，这些营养素能够改善消化，对消化道细胞具有良好的修复功效[21]。
- 橄榄油富含抗氧化剂，具有消炎作用，还可为胆囊提供营养[22]。
- 黄油含有丁酸，对肠道具有修复功效[23,24]。
- 椰子油含月桂酸，具有抗细菌、抗病毒和抗真菌功效[25]。
- 谷氨酰胺是小肠的主要燃料来源，可为胃肠道的修复提供营养[26]。它还有助于消除对糖的渴望，维持血糖水平稳定（见第二章）。

● 芦荟具有抗真菌和消炎功效，食用芦荟可保护和修复消化系统。

肝胆问题

肝脏是人体的主要解毒器官。建议你每年至少进行两次季节性排毒护肝活动，每次 2~3 周，以减轻不良饮食习惯、咖啡因、酒精、食物敏感、环境毒素、肠道菌群失调和激素失衡为肝脏带来的负担（这些都是焦虑的诱因）。在实施季节性排毒护肝活动期间，你应实施第一章的饮食方案 2，饮用大量的水，避免食用含麸质的食物和乳制品，并食用以大米为原料的含蛋白质的食品。此外，下列建议也有助于排毒护肝。

● 蒸桑拿或者上高温瑜伽课有助于通过出汗排出毒素。

● 蹦床运动可促进淋巴系统的有效运行。该系统的重要性在于，它负责细胞废物的运输。

● 在沐浴或淋浴前使用干燥的刷子刷刷皮肤，去除死皮，以促进毒素从皮肤排出。

● 服用水飞蓟、蒲公英叶和朝鲜蓟补充剂可帮助身体进一步排毒。

● 服用牛胆汁补充剂和甜菜补充剂可为胆囊提供营养，胆囊负责储存消化脂肪所需要的胆汁。牛磺酸不但具有镇静功效，而且可为肝胆提供营养。

见效时间

各种症状消退的时间取决于消化问题的类型。我基于个人经验实践数据建议：胃酸或胰酶水平低者，采取本章的饮食建议，并补充盐酸和消化酶，1~2 周即可见效；消化酶水平正常者，可通过服用益生菌补充剂、食用发酵食品的方式促进肠道菌群平衡，一般 1 个月内见效；念珠菌病可能需要 3 个月（通常 3 个月以上）才能痊愈，尤其是当患者处于汞中毒的情况下（与汞毒性相关的信息请参阅第八章）。一旦有害物质（麸质、念珠菌等）被消除，具有滋养功效的食物和营养素将改善消化功能，并在未来几周内开始修复肠道。不过，具体的恢复时间还是取决于你的行为和整体健康状况。

第六章

利用氨基酸调节脑化学物质

有针对性地补充氨基酸可调节脑化学物质，缓解焦虑、恐惧、担忧、惊恐发作、压力和不知所措。这便是本章的主题。补充特定氨基酸可有效缓解抑郁和失眠（二者通常与焦虑同时出现），还有助于消除会引发或加剧焦虑的其他因素，如对糖的渴望和成瘾。除此之外，你还可以通过调节脑化学物质平复心情、消除过度的食欲、促进睡眠、改善精力和注意力。

在中枢神经系统中，神经递质负责脉冲信号的传递，对保持心理健康、心理机能，以及维持人体的生理功能有着巨大的影响。氨基酸是制造神经递质的必需营养素，如果你的身体缺乏神经递质，你可以通过补充氨基酸来提高神经递质水平，进而调节脑化学物质。

食物是大脑所需营养素的最佳来源，所以人体需要保持健康均衡的饮食（不含任何致敏食物），让大脑获得充分的营养素。因为蛋白质由氨基酸构成，而氨基酸（连同作为辅因子的维生素和矿物质）是产生神经递质的必需营养素，所以食用足量含优质蛋白的食物［如红肉、禽肉、蛋类和鱼类，以及乳制品（如耐受）］十分重要。你应常吃含优质蛋白的食物，并确保其被正确地消化（见第五章）。

改变生活方式同样重要（见第八章），因为压力也是影响脑化学物质的因素。而有时，仅靠改变饮食习惯和生活方式并不能确保关键的神经递质的水平恢复正常，服用补充剂是快速（以及在压力条件下）调节脑化学物质最有效的方法。某些氨基酸对调节脑化学物质和解决特定情绪问题尤其有效，但关键在于，你应根据自己的具体症状有针对性地服用它们。后文各部分均包含一份问卷，你可通过问卷判断自己是否缺乏相关神经递质。你如果发现自己某些神经递质的水平较低，也不必过分惊讶，因为这很常见。

本章的问卷源自《情绪疗法》，并已获得维京企鹅图书公司的授权。由于原问卷并未将所有深度信息浓缩在一章，所以我基于个人经历和诊疗经验对问卷内容做了相应修改。对原问卷有兴趣的读者可直接阅读原书。

本章涉及的神经递质包括 GABA、血清素、儿茶酚胺和内啡肽。GABA 与焦虑症存在紧密的联系，血清素对特定类型的焦虑症有影响，而其他神经递质的作用相对较小[1, 2]。尽管儿茶酚胺水平和内啡肽水平低似乎与焦虑症无关，但它们与抑郁症存在关联，而抑郁症通常与焦虑症同时出现。如果你无法戒除咖啡，就说明你的儿茶酚胺水平可能较低（见第三章）。由糖和血糖水平波动大对焦虑的影响可知（见第二章），上述 4 种神经递质均与对糖的渴望有关[3]。如果你在采用第二章建议时发现自己嗜糖且无法戒糖，那么补充氨基酸会让情况好转。此外，摄入氨基酸还有助于戒碳水化合物、戒酒，甚至戒赌等成瘾行为[4]。血糖水平低可被视为与焦虑相关的第 5 种脑化学物质失衡，但不在本章讨论之列。摄入谷氨酰胺可帮助调节血糖水平（见第二章）。

在深入了解各种神经递质和氨基酸补充剂之前，我认为有必要提醒你：如果你有多种神经递质处于较低水平，那么我建议你先只服用一种氨基酸补充剂，在相应症状减轻后再逐步添加其他氨基酸补充剂，以便评估各种补充剂的效果。此外，我建议你从最有可能缺乏（或最容易造成问题）的氨基酸开始。有些患者发现，他们的症状多是缺乏 GABA 引起的；但对另一些患者，提高血清素水平对减轻其症状最有利。我常建议患者先从服用一种氨基酸开始。能够适应此方法的人不妨一试。

在服用氨基酸补充剂后，身体一般会即时做出反馈，如补充某种氨基酸对减轻某种症状有正面影响、负面影响或毫无影响。你可基于身体的反馈做出调整，直到确定能够满足你独特营养需求的氨基酸组合。

GABA

GABA 是最重要的抑制性神经递质之一。GABA 水平低与焦虑、烦躁、压力大和睡眠质量差密切相关[5,6]。GABA 水平正常的人心态平和，精神放松，不会感到焦虑或恐慌，更不会靠吃甜食（或其他含淀粉的食物）来平复情绪。

尽管有不少临床证据表明口服 GABA 补充剂有助于缓解焦虑，但也有研究发现，口服的 GABA 补充剂中的 GABA 无法穿过血脑屏障进入大脑，因而无法产生镇静作用[6-8]。但我在实践中发现，口服 GABA 补充剂效果显著，所以我是口服 GABA 补充剂的坚定支持者，而且某些口服的 GABA 补充剂配方的有效性已经被证实。例如，一项单盲研究显示，服用 200 mg GABA 咀嚼片可帮助恐高症患者克服恐高心理，走完离地大约 45 米高的吊桥[9]。而且我发现，即使在更小一点儿的剂量下，口服 GABA 补充剂依然效果显著。

GABA 水平低问卷

你可使用本问卷判断自己的 GABA 水平是否偏低。请在与你状况相符的描述前打钩。

- ☐ 感到焦虑、不知所措或压力大
- ☐ 经常出现惊恐发作
- ☐ 无法放松
- ☐ 感到肌肉僵硬或紧张
- ☐ 感到压力大或疲惫不堪
- ☐ 嗜吃含碳水化合物的食物、嗜酒或频繁吃药，以放松或平复心情

以上的描述如果至少有 3 条符合你目前的状况，就说明你的 GABA 水平偏低，下面的内容或可帮助你改善相应症状。由于 GABA 水平和血清素水平低均可让人感到忧心忡忡，引发焦虑，所以血清素水平低问卷同样包含焦虑症状。

如何提高 GABA 水平

如果 GABA 水平低引起了一系列令人不适的症状，那么补充 GABA 将产生意想不到的效果。例如，服用含 125 mg GABA 的舌下含片可在短短几分钟内让你身心放松。

GABA 补充剂应在两餐之间服用，服用前请阅读后文的补充氨基酸注意事项。初始剂量应低于 750 mg ——这个剂量对大部分人是偏高的。以下是适合你服用的 GABA 补充剂组合及其剂量（每次只可按一种组合

服用）。

- 含 125 mg GABA 和 25 mg 酪氨酸的舌下含片，1~2 片 / 次，3 次 / 日，或仅在精神紧张时服用（两餐之间）。

- 含 250~500 mg GABA 补充剂，每次 1~2 片。睡前服用 GABA 补充剂可促进睡眠，也可在压力大时服用（两餐之间）。

- 含有 GABA、牛磺酸和甘氨酸的组合产品，剂量见相应的说明书。

除了服用补充剂，其他减压方法（如瑜伽）同样有益。研究表明，做瑜伽能够提高 GABA 水平[10]。此外，你还可以打太极、做冥想、在户外散步（确保环境宁静）或去度假。

血清素

血清素是大脑中一种负责制造"快乐感"的神经递质。血清素水平正常的人心态平和、放松、积极、自信，而且抗压能力强、睡眠质量好，不会在下午或晚上渴望摄入含碳水化合物的食物。

虽然有关血清素及其前体（色氨酸和 5-HTP）的研究大多以抑郁症患者为对象，但有证据表明，血清素也与焦虑症有关[11]。血清素水平低会影响人的睡眠质量和耐热 / 耐痛阈值，使人易怒，引起 PMS，使人渴望食用含碳水化合物的食物或对某种行为成瘾。

色氨酸先转化为 5-HTP，之后才能转化为血清素。色氨酸的功效与 5-HTP 类似，但研究人员大多关注 5-HTP 对焦虑症的影响[12]。一项研究发现，受试的广泛性焦虑症患者在每天服用 3 g 色氨酸之后，58% 的患者的焦虑症状显著减轻了[13]。另一项研究表明，一种以南瓜子为主要成分且富含色氨酸的功能性食品可有效治疗社交恐惧症[14]。在食用该功能性食品 1 小时后，受试者在当众讲话时的焦虑有所减轻。

5-HTP 提取自加纳籽。与其他氨基酸补充剂不同的是，5-HTP 补充剂可以随餐服用。补充 5-HTP 能够提高血清素水平，有效减轻焦虑，对缓解惊恐发作、广场恐惧症和广泛性焦虑症、抑郁症、暴饮暴食、对含碳水化合物的食物的渴望、头痛、睡眠问题和纤维肌痛也有疗效[7, 11, 15~17]。

血清素水平低问卷

你可使用本问卷判断自己的血清素水平是否偏低。请在符合你状况的症状前打钩。

- □　经常焦虑
- □　经常出现惊恐发作或有惊恐症
- □　经常感到担忧或害怕
- □　有强迫性的想法或行为
- □　追求完美或过度控制
- □　在冬季会变得更焦虑
- □　有冬季抑郁症或季节性情绪紊乱
- □　经常感到消极或抑郁
- □　有自杀的念头
- □　过度自我批评
- □　缺乏自尊和自信心
- □　有 PMS 或在绝经期情绪波动

☐ 对炎热天气敏感

☐ 多动

☐ 易怒，甚至容易暴怒

☐ 有消化问题

☐ 有纤维肌痛、颞下颌关节紊乱综合征或其他疼痛综合征

☐ 晚上 10 点前难以入睡

☐ 经常失眠或有睡眠障碍

☐ 下午或夜间渴望食用含碳水化合物的食物、想饮酒或想吃药

以上的症状如果至少有 6 种符合你目前的状况，那么就说明你的血清素水平偏低，下面的内容或可帮助你改善相应症状。由于 GABA 水平和血清素水平低均可让人感到忧心忡忡，引发焦虑，所以 GABA 水平低问卷同样包含焦虑症状。但如果你既有 GABA 水平低引起的症状，又有血清素水平低引起的症状，那么你最好同时补充 GABA、血清素这两种神经递质。

如何提高血清素水平

如果血清素水平低引起的症状较多，并且焦虑等消极情绪尤为明显，那么补充色氨酸或 5-HTP 将有助于你平复和改善情绪。当血清素水平恢复正常后，你就有勇气微笑面对生活，与人开玩笑了。

色氨酸或 5-HTP 补充剂的功效不止于此[7]。建议你每次尝试一种，以观察哪种补充剂更适合你。补充 5-HTP 有时会引起轻微的恶心，但这个症状通常会在几天后消退，如果你感到不适，可代之以色氨酸。如果你失眠严重，或者经常感到"疲倦又亢奋"，那么你最好服用色氨酸补充剂而非 5-HTP 补充剂，因为后者会提高皮质醇水平从而扰乱睡眠。如果你

不知道自己的皮质醇水平是否偏高，建议你直接选择色氨酸补充剂，只是其价格更高。需要注意的是，如果你正在服用 SSRI 或单胺氧化酶抑制剂（monoamine oxidase inhibitor，MAOI），那么除非已征得医生的同意，否则你不可加服 5-HTP 补充剂或色氨酸补充剂。在服用相关补充剂之前，请务必阅读后文的补充氨基酸注意事项以及与 5- 羟色胺综合征（又名血清素综合征）相关的信息。

你可依照以下剂量服用色氨酸补充剂或 5-HTP 补充剂（每次只可尝试一种剂量，你可以根据自己的睡眠状况和服用后的反应选择）。

- 含 500~1 500 mg 色氨酸的补充剂，2 次 / 日，在午后和睡前（两餐之间）服用。

- 含 50~150 mg 5-HTP 的补充剂，2 次 / 日，在午后和睡前（可随餐）服用。

- 如果血清素水平低引起的症状在一天之中出现得较早，你可以在睡醒和上午服用含 50~150 mg 5-HTP 的补充剂，然后在午后和睡前再次服用含 500~1 500 mg 色氨酸的补充剂。

适度锻炼有助于提高血清素水平，减轻焦虑，这对强迫症和惊恐症患者尤其有效[18, 19]。但过度锻炼可导致皮质醇水平升高，进而加重焦虑。锻炼还能提高内啡肽水平，减轻悲伤，减少安慰性进食。坚持锻炼是一种重要的生活方式（见第八章）。

采取光照疗法也可提高血清素水平。有证据表明，和季节性情感障碍一样，焦虑症和惊恐发作也具有季节性。如果你有冬季抑郁症的倾向，或者会在光照不足时感到焦虑，那么你可以在冬季采取光照疗法，如照全光谱灯（3 000~10 000 勒克斯），以有效减轻相关症状[20]。另外，补充维生素 D 也可改善季节性焦虑症和抑郁症[21]。

儿茶酚胺

儿茶酚胺是大脑和肾上腺在应对压力时释放的激素。儿茶酚胺多指肾上腺素、去甲肾上腺素和多巴胺。由于儿茶酚胺主要用于激发人在应对压力时做出"战或逃"反应，所以压力会消耗儿茶酚胺。儿茶酚胺水平正常的人精力充沛，心态乐观，反应敏捷，注意力集中，而且不需要在下午通过喝苏打水或吃甜食来快速提神。而儿茶酚胺水平低的人心情抑郁，只想蜷缩在床头，缺乏动力，不愿见任何人。

儿茶酚胺水平低问卷

你可使用本问卷判断自己的儿茶酚胺水平是否偏低。请在符合你状况的症状前打钩。

☐ 经常感到抑郁，对周遭的人或事很冷漠

☐ 易倦怠

☐ 缺乏活力

☐ 缺乏专注力

☐ 缺乏动力或积极性

☐ 有注意缺陷障碍

☐ 经常拖延、优柔寡断

☐ 渴望食用含碳水化合物的食物，嗜酒，经常通过喝咖啡或吃药以

增强精力

以上的症状如果至少有 3 种符合你目前的状况，那么就说明你的儿茶酚胺水平偏低，下面的内容或可帮助你改善相应症状。

如何提高儿茶酚胺水平

补充酪氨酸（儿茶酚胺的前体）可帮助身体代谢生成更多的儿茶酚胺，以改善情绪、提高记忆力、提高抗压能力[22]。此外，补充酪氨酸还有助于消除人体对糖、咖啡和巧克力的渴望及戒除其他成瘾行为[4]。如果儿茶酚胺水平低引起的症状较多，而且你经常感到疲劳或注意力不集中，那么补充酪氨酸可快速增强你的精力，提高注意力。

建议每日服用 1~3 次酪氨酸补充剂，共补充 500~1 500 mg 酪氨酸，于早餐前、上午和午后服用，失眠症患者不可在下午 3 点以后服用。戒咖啡有助于缓解焦虑，如果你早上需要喝咖啡提神，那么补充酪氨酸可帮你戒咖啡。但需要注意的是，补充酪氨酸可能加重焦虑。如出现该情形，建议你在服用酪氨酸之前补充 GABA、5-HTP 或色氨酸，以提高抑制性神经递质水平。

ω-3 脂肪酸水平和维生素 D 水平也会影响儿茶酚胺水平[7]。所以，如果你的儿茶酚胺水平低，那么你也有必要检测 ω-3 脂肪酸水平和维生素 D 水平。此外，检查甲状腺功能和肾上腺功能同样重要，因为儿茶酚胺水平低意味着这两个内分泌腺中至少有一个出现了功能障碍（见第八章）。

内啡肽

"跑步者亢奋情绪"是人在适度运动时释放内啡肽所产生的效果。内啡肽是一种能够减轻痛苦的神经递质。内啡肽水平正常的人精神愉悦，时常感到自己就像被别人拥抱着那样开心，而且无须通过食用甜食或脂肪含量高的食物来平复情绪。

DPA 可抑制分解内啡肽的酶，部分 DL- 苯丙氨酸（DL-phenylalanine，DLPA）可转化为酪氨酸[7]。因此，补充 DPA 或 DLPA 都有助于提高内啡肽的水平，消除内啡肽水平低引起的各种症状。不过，与 DLPA 相比，DPA 的功效更加突出。并且，对某些人而言，补充 DLPA 对内啡肽水平的影响较小。

内啡肽水平低问卷

你可使用本问卷判断自己的内啡肽水平是否偏低。请在符合你状况的症状前打钩。

☐　对情感伤痛敏感

☐　对身体疼痛敏感

☐　易哭泣或流泪

☐　经常靠吃东西舒缓情绪

☐　偏爱某种食物、经常做出特定行为、过度依赖药物或嗜酒

　　□　渴望用大餐奖励自己或麻痹自己

以上的症状如果至少有 3 种符合你目前的状况，那么就说明你的内啡肽水平偏低，下面的内容或可帮助你改善相应症状。

如何提高内啡肽水平

内啡肽水平低的人可能发现自己偏爱某些食物，而且吃这些食物成了安慰自己的一种方式。经常有患者告诉我，"是的，我尤其喜欢在晚上吃巧克力"或者"我太喜欢面包了"。他们在说这些话时往往面带微笑，两眼放光。而当我要求患者考虑放弃这些食物时，他们往往泪流满面。但在服用 DPA 补充剂或 DLPA 补充剂后不久，他们又像换了"剧本"似的，说："对我来说，吃不吃这些食物都无所谓。"快速提升内啡肽水平带来的改变就是这么大得令人不可思议。

此外，对含麸质的食物和乳制品敏感（见第四章）也可干扰内啡肽水平，因为食用这些食物会让人体产生一种类似加强内啡肽效果的效应。此外，这些食物中的某些成分具有成瘾性。

以下是适合你服用的 DPA 补充剂或 DLPA 补充剂的剂量及组合，你每次只可尝试一种剂量和组合。

- 含 500~1 500 mg DPA 的补充剂：3 次 / 日，于早餐前、上午和午后服用，晚餐后也可适量服用。

- 含 500~1 500 mg DLPA 的补充剂：3 次 / 日，于早餐前、上午和午后服用。精力不济和有安慰性进食倾向的人适合补充 DLPA。不建议失眠的人服用 DLPA 补充剂，至少不可在午后服用。

在服用 DPA 补充剂或 DLPA 补充剂期间，还要注意补充足量的优质蛋白和含全部必需氨基酸的游离氨基酸补充剂（包括色氨酸），以便为身体合成内啡肽提供营养。游离氨基酸不需要被消化，因此容易被吸收。

锻炼、做冥想和做针灸均有助于提高内啡肽水平。有趣的是，做好事、拥抱、恋爱、回忆美好的事物、深呼吸、亲近自然和按摩也可提高内啡肽水平。由于每个人都有不同的营养需求，你需要补充的氨基酸可能不止一种。建议你阅读其他章节和附录1的患者故事，那位名叫苏伊的患者同时补充了5-HTP、GABA和DPA。

■ 我的个人经历

在30岁时，我曾从事与计算机相关的工作。由于工作忙碌，压力巨大，久而久之，我的焦虑症愈发严重，但我并不了解自己的症状具体是哪些因素引起的。我经常在半夜醒来，心怦怦直跳，有一种难以名状的"厄运即将来临"的感觉。在随后的3周里，我经历了3次惊恐发作。后来，我开始每天都服用2片GABA补充剂。在第一周，症状明显减轻了。接着我又在每晚睡前加服2片适合睡前服用的GABA补充剂，这进一步降低了我在夜间的焦虑程度。我的情绪更加平静，精神更加放松，而且自此以后，我的惊恐发作再也没有出现过。

彼时，我患有吡咯尿症，还对麸质敏感，而且饱受肾上腺疲劳和黄体酮水平低的折磨。但在我厘清并消除其他致病因素之后，GABA便立刻发挥了功效。

氨基酸水平检测

茱莉娅·罗斯编写的缺乏氨基酸的症状调查问卷已被广泛使用了20多年，是一种评估脑化学物质失衡情况的极为有效的方法，许多医生都在使用它。不少心理健康从业人员都参加过罗斯的培训课程，并使用了她开发的问卷和补充氨基酸方案。

罗斯的补充氨基酸方案行之有效的原因可能是，根据问卷结果，营养师会要求患者在临床试验的基础上立即开始服用相关氨基酸。由于补充的氨基酸在几分钟到几天内即可见效，所以营养师很容易就能确定患者是否缺乏特定的氨基酸，以及补充该氨基酸是否对患者有益。

血小板检测是评估血清素水平和儿茶酚胺水平的有效手段。我建议患有重度抑郁症和重试焦虑症的人，以及处于妊娠期或哺乳期的女性做血小板检测。与其他类型的检测（如尿神经递质检测）相比，血小板检测更能揭示脑脊液中相关神经递质的水平。此外，罗斯发现，尽管尿神经递质检测较为普及，但其结果并不可靠。血浆神经递质检测的可靠度虽然优于尿液检测，但似乎也不如血小板检测准确[23]。

确定首选氨基酸

有时我们很难判断为什么自己会被特定的物质（或行为）吸引，以及这些物质（或行为）会影响大脑分泌的哪些化学物质，而且我们可能不会将对某种物质的渴望与情绪问题联系起来。本节将帮助你找到问题的答案。

"答案"就藏在任何能让你感觉良好或"正常"的物质（或行为）中。它可以是糖果、巧克力、面包等食物，香烟、酒精、医生给你开具的药物，甚至是购物或锻炼。人对某种物质（或行为）的渴望通常意味着脑化学物质失衡，所以我们有必要厘清该物质（或行为）对人体的具体影响，从而确定补充哪些氨基酸可有效调节脑化学物质。例如，吸烟对一个人可能具有镇静作用，但对另一个人可能具有提神作用；吃巧克力对一些人具有镇静作用，但对另一些人具有抚慰作用。你服用的处方药也能提供线索。例如，你如果出现了许多与血清素水平低相关的症状，并且发现服用SSRI可有效减轻这些症状，那么血清素水平低可能就是问题的根源。

以吃巧克力为例。我建议你在吃巧克力之前，先问自己为什么想吃它：是因为自己感到悲伤、疲惫，还是因为焦虑？是因为你认为自己应该得到奖励，还是因为你感到烦躁或浑身颤抖？在吃下巧克力之后，你的感受是否发生了变化？你可借助表6-1判断自己是否存在可能影响情绪的脑化学物质失衡问题。

表6-1　判断是否存在脑化学物质失衡以及为减轻不同症状应补充的氨基酸

在吃特定食物或做出特定行为之前的感受	在吃特定食物或做出特定行为之后的感受	存在何种脑化学物质失衡	应补充的氨基酸
焦虑或压力大	平静或放松	GABA 水平低	GABA
抑郁或焦虑	高兴或满足	血清素水平低	色氨酸或 5-HTP
疲劳或注意力不集中	精力充沛、反应敏捷或注意力集中	儿茶酚胺水平低	酪氨酸
渴望得到奖励或感到悲伤	被满足或感到慰藉	内啡肽水平低	DPA、DLPA
易怒或浑身颤抖	恢复理智或停止颤抖	低血糖	谷氨酰胺

氨基酸补充剂选购建议

请利用本章的问卷认真评估自身的脑化学物质失衡情况，并基于问卷结果服用相应氨基酸。

如果你的饮食含蛋白质，那么氨基酸补充剂应被安排在餐前 30 分钟或餐后 60 分钟服用，不过 5-HTP 补充剂可随餐服用。舌下含片和咀嚼片的起效速度更快。GABA 舌下含片的效果和口感较好。DPA 补充剂适合单独服用，如果与其他氨基酸补充剂一起咀嚼，其口感就会较差。将明胶胶囊嚼碎也有助于氨基酸快速起效。

由于个体差异，在服用补充剂后，一些人可能觉得这种产品没用，一些人感到症状缓解，还有一些人甚至会出现副作用，如头痛或头晕。你如果因服用氨基酸补充剂（以及其他任何补充剂）而出现副作用，请立即停止服用。如果副作用令你不适，你可以临时服用 1 000 mg 维生素 C 补充剂作为补救。

营养是把双刃剑，过量补充营养往往会造成问题，甚至可能产生与营养不良相同的后果。因此，补充氨基酸应从最低建议剂量开始，之后再根据个人需求逐步增加。在服用氨基酸补充剂时应始终牢记一点：你的实际需求剂量可能更低，尤其是在你觉得服用氨基酸补充剂非常有效的情况下。我给服用氨基酸补充剂效果显著的患者开的剂量甚至不到最低建议剂量的 1/5。你如果也有类似的情况，可以将一粒胶囊分成数份服用。

采用传统饮食方案并且充分摄入蛋白质的人一般不需要长期补充氨基酸。正常情况下，补充氨基酸 3~6 个月即可解决因缺乏氨基酸而出现的问题。在脑化学物质失衡的症状消失约 1 个月后，你应逐渐减少服用剂量。在停用氨基酸补充剂 3 个月后，你应使用本章的问卷重新评估自己的脑化学物质失衡情况，以判断自己是否仍然缺乏相关氨基酸。另外需要注意的是，如果焦虑症或抑郁症在冬季复发或恶化，你可能还需要在冬季补充特定的氨基酸。压力大或持续感到有压力的人同样需要补充氨基酸，有些人可能需要连续 1 年服用氨基酸补充剂，服用氨基酸补充剂超过 1 年的情形较为罕见。

补充氨基酸注意事项

服用氨基酸补充剂时应注意下列事项。这些注意事项摘自《情绪疗法》（2004 年版），已取得维京企鹅图书公司的授权。你如果存在以下情况，请在服用氨基酸补充剂前咨询医生。

- 对补充剂、食物或药物曾产生不常见的或不适反应。
- 有严重的生理疾病，尤其是癌症。
- 有严重的肝脏或肾脏问题。
- 有溃疡（或氨基酸检测结果呈弱酸性）。
- 有精神分裂症或其他精神疾病，如双相情感障碍。
- 处于妊娠期或哺乳期。
- 正在服用解决情绪问题的药物，尤其是 MAOI 或多种 SSRI。

此外，你还须留意表 6-2 中的注意事项，如有疑问，请咨询专业人员。

表 6-2　补充氨基酸注意事项

你是否有下列症状 / 疾病?	如有，请勿服用这类氨基酸补充剂
甲状腺功能亢进症或格雷夫斯病	酪氨酸、DLPA
苯丙酮尿症	酪氨酸、DLPA
黑色素瘤	酪氨酸、DLPA
高血压	酪氨酸、DLPA
偏头痛	酪氨酸、DLPA
低血压	GABA 或牛磺酸
哮喘	色氨酸或褪黑素
重度抑郁症	褪黑素
双相情感障碍	酪氨酸、DLPA 或谷氨酰胺

氨基酸与抗抑郁药

除非已征得医生的同意，正在服用 MAOI 或 SSRI 这两种抗抑郁药的人不可服用 5-HTP 补充剂或色氨酸补充剂，否则人体可能出现不良反应，如烦躁、意识模糊、心率加快和血压波动大。如果你出现了这些反应，请立即停止服用 5-HTP 补充剂或色氨酸补充剂。

如果只服用 SSRI 的患者发现补充色氨酸或 5-HTP 有利于改善病情，我通常会要求他们征求医生的意见，并由医生监测其服用后是否出现不良反应，如无不良反应，我会建议患者在服用 SSRI 6 个小时后再服用色氨酸补充剂或 5-HTP 补充剂。我建议你也依照该方法补充氨基酸。

见效时间

　　你如果存在脑化学物质失衡的情况，并且补充了所需的氨基酸，那么你的症状最快可在 1 天（甚至是几分钟）内明显减轻。氨基酸的最佳服用剂量很容易确定，因为如果你漏服了一次，就会立即感觉到症状加重。此外，采用传统食物饮食方案且充分摄入蛋白质的人需要补充氨基酸的时间一般不超过 6 个月。

第七章

缓解吡咯尿症与解决锌水平、
维生素 B₆ 水平低引起的问题

锌水平和维生素 B_6 水平低通常与一种焦虑症有关，该焦虑症的特征是对社交活动感到焦虑、回避人群、内心紧张和经常抑郁。患者会感到焦虑和恐惧时而减轻，时而加重，这种体验一般始于童年，但患者通常会设法掩盖病情。患者往往围绕着一个人生活，所以久而久之，他们的性格愈发孤僻，并且难以应对压力或适应改变。压力增大又会进一步加重他们的焦虑程度。

这一系列症状通常是一种被称为"吡咯尿症"的遗传疾病引起的。该疾病名称众多，包括"高淡紫色因子""吡咯失衡""吡咯尿症""淡紫色因子尿症"和"隐吡咯（kryptopyrrole，KP）水平升高"。方便起见，本书将其称为"吡咯尿症"。

卡尔·法伊弗将吡咯尿症描述为血红素（血红蛋白的一种成分）合成错误。该错误可导致 KP 水平升高或合成血红蛋白时副产物水平升高，但该副产物水平升高对身体的影响目前是未知的。严格来说，吡咯尿症是羟基血红素吡咯啉 -2- 酮（hydroxyhemopyrrolin-2-one，HPL）水平升高的结果[1]。在人体内，大量的锌和维生素 B₆ 会附着在 HPL 分子上，并随着尿液排出体外，从而造成人体缺乏锌和维生素 B₆。巨大的压力可导致锌和维生素 B₆ 进一步被消耗，从而加重焦虑和吡咯尿症的症状。补充锌和维生素 B₆ 可缓解由吡咯尿症引起的各种症状[1,2]。HPL 还会抑制血红素的合成，这也解释了吡咯尿症患者体内铁水平或铁蛋白（铁在体内的存储形式，是铁水平下降的首要指标）水平为什么通常很低，为什么需要补充铁[1]。

吡咯尿症问卷

吡咯尿症问卷是我基于治疗众多吡咯尿症患者积累的诊疗经验，以及琼·马修斯－拉森、卡尔·法伊弗和伊娃·埃德尔曼的研究成果设计而成的[3]。你可使用吡咯尿症问卷判断自己是否患有吡咯尿症。

下述身心症状是缺乏锌和维生素 B₆ 造成的。基于问卷统计以及数百名吡咯尿症患者的检测结果，我对吡咯尿症最常见（最典型）的症状与指征做了归类，并对可能与锌水平或维生素 B₆ 水平低直接相关的症状做了标注，以便你根据自身情况对补充剂种类及剂量做适当的调整。未标注的症状是同时缺乏锌和维生素 B₆ 造成的。请在符合你状况的症状前打钩。

常见指征与症状

☐ 自幼感到焦虑、害羞、恐惧或内心紧张，但对他人隐瞒这些感受

☐ 抑郁症或神经衰弱反复发作

☐ 无法回忆梦境，或只记得梦境气氛紧张、怪诞，常有梦魇（缺乏维生素 B₆）

☐ 会对酒精、巴比妥类药物、镇静剂或其他药物产生强烈的反应，少量服用也会产生强烈的反应（缺乏维生素 B_6）

☐ 不愿吃早餐，早上有轻微的恶心或容易晕车（缺乏维生素 B_6）

☐ 指甲上有白斑或白点，指甲发白且不透明，或指甲薄如纸（缺锌）

☐ 喝液态硫酸锌时，感觉它口感寡淡或尝起来像水（缺锌）

☐ 食欲差或嗅觉 / 味觉不灵敏（缺锌）

☐ 关节凸出、开裂或会疼痛，肩胛骨间会疼痛或不适，或有软骨问题（缺锌）

☐ 皮肤苍白，肤色在家族成员中最白，或易被晒伤（或曾被晒伤）

☐ 不喜欢食用含蛋白质的食物或曾经是素食主义者

☐ 对耀眼的阳光或噪声敏感

☐ 左肋以下上腹部经常疼痛，或者在幼年时跑步会岔气

☐ 经常感到疲劳

☐ 易患缺铁性贫血或铁蛋白水平低

☐ 手脚易冰凉

☐ 经常感冒或被感染，或经常不明原因地打寒战、发烧

☐ 进入青春期晚，月经不规律或患 PMS

☐ 有过敏、肾上腺或糖代谢问题

☐ 对麸质敏感

☐ 脑化学物质失衡，尤其是血清素水平低

☐ （对于女性，与基因有关）家族同辈全为女孩儿，或姐妹长相相似

☐ （对于男性，与基因有关）母亲出身于同辈全为女孩儿的家族，

或者母亲与其姐妹长相相似，抑或母亲家族中所有女性都长相相似

☐ 畏惧压力，因为它会扰乱情绪

☐ 倾向于依赖某一个人，只围绕着他生活

☐ 只愿意有一两个亲密朋友，不愿广泛交友；随着年龄的增长，孤独感增强

☐ 和陌生人相处时会感到不适

☐ 坐在餐馆的中央时会感到不适

☐ 容易因别人的批评而沮丧

不常见指征与症状

☐ 皮肤出现妊娠纹样纹理或伤口总是愈合不良（缺锌）

☐ 上门牙拥挤，蛀牙多，牙龈易发炎或需要佩戴矫正器（缺锌）

☐ 有口臭或体臭（或身体会散发甜水果味），尤其是在生病或压力大时（缺锌）

☐ 易患痤疮、湿疹、疱疹或银屑病

☐ 头发、眉毛或睫毛量少或过早变白

☐ 难以记起过去的事情和生活中的人

☐ 只关注内心和自身，对外部世界漠不关心

☐ 早上容易便秘

☐ 腿部或手臂常有麻刺感或经常出现肌肉痉挛

☐ 因日常生活的变化（如在旅行时或在进入新的环境时）而感到压力大

☐ 感到压力大时面部会浮肿

☐ 有<u>丛</u>集性头痛或会头痛到眼睛发花

☐ 有下列疾病或症状中的一种或多种：精神障碍、精神分裂症、组胺水平高 / 低、酗酒、学习障碍、行为障碍、自闭症或唐氏综合征

以上的指征与症状如果至少有 15 种符合你的情况，尤其是如果你勾选了更多的常见指征与症状，那么你就可能患有吡咯尿症，建议你先做相关检测，再服用锌补充剂和维生素 B₆ 补充剂以改善相应症状。但如果你勾选的指征与症状没有达到 15 种，或者你并未患吡咯尿症，补充锌和维生素 B₆ 依然有益。

如前文所述，吡咯尿症是遗传因素导致的，在有精神疾病病史或成瘾史的家庭中更加常见，往往多名家庭成员会同时患病。所以，如果你发现自己患了吡咯尿症，建议你说服其他家庭成员共同做这份问卷，尤其是你的<u>母亲、祖母、姐妹和女儿</u>，因为该病对女性的影响似乎比对男性的影响更严重。

吡咯尿症及共病的流行

自 20 世纪 60 年代吡咯尿症首次被发现以来，医疗和心理健康研究并未在吡咯尿症领域取得突破性进展，不少心理健康从业人员和内科医生仍然对其不甚了解。对该病的前期大部分研究工作是在精神病院针对精神分裂症患者展开的，但此后许多其他疾病的患者，甚至未被确诊的患者也被发现患有吡咯尿症。目前我们对吡咯尿症的了解大部分是基于汉弗莱·奥斯蒙德、艾布拉姆·霍弗、卡尔·法伊弗的研究成果[4]。

对于吡咯尿症的流行性，医学界尚未形成统一的认识。作为一位公认的吡咯尿症专家，琼·马修斯－拉森基于统计数据认为，11% 的健康人、40% 的精神疾病成年患者、25% 的精神疾病患儿、30% 的精神分裂症患者和 40% 的酗酒者都受到了吡咯尿症的负面影响[3]。艾布拉姆·霍弗主要研究精神分裂症患者，但他发现非精神分裂症患者中也有 25% 的人（包括患焦虑症、抑郁症和酗酒的成年人，以及有学习障碍和行为障碍的儿童）患吡咯尿症[5]。约 46% 的自闭症患者和 71% 的唐氏综合征患者也伴有吡咯尿症症状[1]。我诊治的患者主要为患有焦虑症、抑郁症或兼患这两种疾病的成年女性，我发现至少 80% 的中重度焦虑症患者伴有多种吡咯尿症症状。

吡咯尿症的典型发病时期是青少年期，但其症状非常可能在发病之前出现，尤其是在患者压力大的情况下（如患者出生时遇到分娩应激、接受过手术或遭遇过其他创伤，在童年失去了最好的朋友、转校或父母离婚）。吡咯尿症症状轻重不一，具体取决于患者的生化状况和失衡程度。如前文所述，症状的轻重在很大程度上还受到压力大小的影响。

通过观察，研究人员发现焦虑症、抑郁症、自闭症、双相情感障碍或精神分裂症患者，以及有酗酒和其他成瘾行为的人往往也患有吡咯尿症并对麸质敏感。所以，吡咯尿症患者应认真阅读第四章与麸质敏感性相关的内容。吡咯尿症有时还与影响大脑功能的组胺失衡和过敏同时出现，该问题在第四章也有涉及[5]。消化问题（见第五章）和肾上腺问题（见第八章）通常也与吡咯尿症同时出现。由于锌和维生素 B_6 是人体生成神经递质所需的重要物质，所以吡咯尿症患者很可能出现脑化学物质失衡，血清素水平和 GABA 水平可能偏低（与脑化学物质相关的内容见第六章）。考虑到服用大量维生素 B_6 补充剂后，代谢维生素 B_6 会消耗体内储备的镁，所以你还要阅读与镁相关的章节（见第八章）。

吡咯尿症检测

下述检测项目能够帮你判断自己是否患有吡咯尿症，以及哪种手段可改善你的症状。尿液检测可直接确定你是否患有吡咯尿症。锌舌感测试有助于你初步了解自己是否缺锌；补锌几周后再次测试，可确定你体内的锌水平是否升高。而为了评估维生素 B_6 水平的变化，你需要监测、回忆自己的梦境或检测有机酸水平。检测脂肪酸水平同样有必要，因为许多吡咯尿症患者需要补充的是 ω–6 脂肪酸，而不是 ω–3 脂肪酸。

尿液检测

一些实验室会提供吡咯尿症居家检测试剂，但并非所有居家检测试剂都可靠，部分原因可能是其所测量的物质（HPL）见光后稳定性较差。

如欲收集尿液做吡咯尿症尿检，你应至少提前两周停止服用锌补充剂和维生素 B_6 补充剂。如果检测结果表明你患有吡咯尿症，你就应该继续补充锌和维生素 B_6。但这两种补充剂的剂量只能通过锌水平和维生素 B_6 水平的检测结果来确定。如果结果显示锌水平和维生素 B_6 水平升高了，你可转而服用优质复合维生素补充剂；如果结果显示锌水平和维生素 B_6 水平依然偏低，你就需要加大锌补充剂和维生素 B_6 补充剂的剂量。

锌舌感测试

锌舌感测试（该测试又被称为"锌统计"）的精确度虽然不如实验室检测的，但测试的结果也具有一定的指导意义。在美国，锌舌感测试所使用的液态硫酸锌可从营养师处购得。锌在口中会影响人的味蕾，所以测试者需要口含 2 大汤匙硫酸锌 30 秒，同时感受自己的味觉反应。不同的味道即表示不同的缺锌程度。缺锌程度可分为以下 4 级。

- 第 1 级表示测试者重度缺锌，需要补充大量的锌。在该级别下，测试者对液态硫酸锌没有味觉反应，液态硫酸锌尝起来像水。

- 第 2 级表示测试者中度缺锌，需要补充适量的锌。在该级别下，测试者不会立即对液态硫酸锌产生味觉反应，而是在几秒钟后开始察觉到液态硫酸锌有轻微的味道，口腔中有腐败感、毛绒感、白粉感、甘甜感或干矿物质感。

- 第 3 级表示测试者轻度缺锌，需要补充少量的锌。在该级别下，测试者几乎会立刻察觉到液态硫酸锌有一种轻微的怪味，而且味道随时间的推移渐浓。

- 第 4 级表示测试者不缺锌，不需要额外补充锌，复合维生素补充剂中的少量锌（含量约 15 mg）即可满足身体的需求。在该级别下，测试者会立刻察觉到液态硫酸锌有一种强烈的怪味，由于味道极其浓烈，测试者甚至想立即将它吐出来。如果味道实在无法忍受，测试者直接吐出来即可。

缺锌是常见现象。我诊治的焦虑症患者大多属于第 1 级或第 2 级，而未患焦虑症的吡咯尿症患者多为第 2 级或第 3 级。

根据我的经验，血浆或血清中的锌水平与锌舌感测试、低锌症状或吡咯尿症检测结果并无关联。但血清中碱性磷酸酶水平低可能是缺锌的表现[6]。脂肪酸水平检测或有帮助，因为脂肪酸比例是否处于正常范围有助于判断你是否缺锌。

维生素 B_6 检测

梦的内容和回忆梦境的能力可以较好地反映身体对维生素 B_6 的需求。正常人都会做梦，并且能够记住大部分梦的内容，而且在梦境中多有愉快的体验，以至于醒来后依然想闭上眼睛继续做梦。

如果你无法记起梦的内容，或者梦的内容令人不安，梦境气氛紧张、怪诞，甚至是噩梦，就说明你可能需要补充维生素 B_6——即便你并非患有吡咯尿症，或者在吡咯尿症问卷中勾选的症状数量小于15。补充维生素 B_6 将改善你的回忆梦境的能力和梦的质量[1-3]。所以，如果你维生素 B_6 水平偏低，我建议你坚持补充维生素 B_6，直到你能够记起自己的梦境或者不再做噩梦为止。

有机酸是新陈代谢的产物，其水平能够用于判断身体是否缺乏营养素，包括是否缺乏维生素 B_6。所以检测有机酸水平或对判断身体是否缺乏维生素 B_6 有帮助。例如，黄尿酸和犬尿喹啉酸均为有机酸，缺乏维生素 B_6 可能表现为尿液中黄尿酸水平升高；而在黄尿酸水平升高的情况下，犬尿喹啉酸水平升高能进一步确定身体缺乏维生素 B_6。

脂肪酸检测

如今，鱼油和其他 ω-3 脂肪酸补充剂受到了人们的追捧，它们的健康功效，尤其是减轻抑郁症的功效，几乎尽人皆知。ω-3 脂肪酸的确对很多人有益。然而，吡咯尿症患者通过食用鱼类、核桃、绿叶蔬菜和草饲动物的肉即可摄取足量的二十碳五烯酸（eicosapentaenoic acid，EPA）和二十二碳六烯酸（docosahexaenoic acid，DHA）等 ω-3 脂肪酸。因此，我不建议吡咯尿症患者再额外补充 ω-3 脂肪酸。吡咯尿症患者需要补充的往往是 ω-6 脂肪酸。

吡咯尿症引起的脂肪酸代谢变化通常会导致 γ-亚麻酸（gamma-linolenic acid，GLA）水平和花生四烯酸（arachidonic acid，AA）水平低，GLA 和 AA 均为 ω-6 脂肪酸[1,7]。月见草油和琉璃苣油中含有 GLA，对吡咯尿症患者是有益的，因为 GLA 能够提高锌的吸收率[1]。红肉、蛋类、黄油和肝脏中含有 AA，所以 AA 水平低者应留意在饮食中添加此类食物。

脂肪酸检测的结果也可帮助你判断自己是否缺锌。亚油酸与二高-γ-亚麻酸（dihomo-gamma-linoleic acid，DGLA）的比值如果较高，就说明你可能缺锌，因为锌是脂肪酸转化酶发挥作用所必需的营养素[6]。吡咯尿症患者的脂肪酸检测结果往往显示患者的 GLA 水平和 DGLA 水平低，但EPA 水平和 DHA 水平正常，这往往是由于患者体内缺乏脂肪酸转化酶。

根据我的经验，虽然不少吡咯尿症患者的脂肪酸检测结果说明他们缺乏 ω-6 脂肪酸（而非 ω-3 脂肪酸），但也有少数患者需要补充 ω-3 脂肪酸。吡咯尿症患者最好接受定期检测，然后有的放矢地补充相应营养素。

综合代谢检测

综合代谢检测可评估有机酸水平和脂肪酸水平。我之所以推荐这项检测，是因为它还可以同时对30种常见食物的敏感性、肠道菌群失调标志物、肝功能、B族维生素水平、细胞抗氧化水平和神经递质水平进行评估。

▇ 读者故事分享——萨曼莎

34岁的萨曼莎是一位健康专家，也是一位新手妈妈。她的饮食方式相对健康，但她对各种甜食毫无抵抗力。复合维生素补充剂是萨曼莎唯一服用的补充剂——饶是如此，她也未按时服用。最近，萨曼莎开始愈发焦虑，而且她在吡咯尿症问卷中勾选的症状数量大于15。她将自己的症状描述为："我有一种难以名状、不明原因的紧张感，我在社交场合尤为焦虑，但在家里会缓和许多。"

萨曼莎不愿意做吡咯尿症尿液检测，也不相信服用补充剂有效，但她最终同意每天服用30 mg锌补充剂和100 mg维生素B$_6$补充剂——这是她唯一愿意做的改变。好消息是，她注意到自己的焦虑在一周内有所减轻，并在接下来的一个月里大幅减轻。然而，由于她完全不相信这是补充锌和维生素B$_6$的功劳，而认为自己本就没病，所以她开始对服用补充剂漫不经心起来。不到一周，焦虑再次卷土重来。

于是，萨曼莎只好重新开始服用补充剂，其紧张情绪也随之好转。在经过几次断断续续的试验后，她终于相信自己确实需要每天服用这些补充剂。不过她发现，当她压力较小，吃糖较少时，两种补充剂的剂量都可以减少。

补充锌、维生素 B_6、氨基酸以减轻吡咯尿症症状

我发现，在吡咯尿症问卷中勾选的症状数量大于 20 种的人，其吡咯尿症检测结果均为阳性；勾选的症状数量在 15~19 种的人，其检测结果也多为阳性。所以，无论你是否患有吡咯尿症，如果你在吡咯尿症问卷中勾选的症状至少有 15 种，你都可能需要补充锌和维生素 B_6。但有些罕见的症状可能与其他原因有关，例如：手脚冰凉可能是甲状腺功能减退引起的；贫血可能是铁摄入不足引起的；便秘可能是不良的饮食、膳食纤维摄入量不足或甲状腺功能减退引起的；关节痛既可能是脂肪酸水平低引起的，也可能是对某种食物敏感引起的。

补充锌

锌与神经系统功能及情绪障碍的关系也得到了广泛的研究[8,9]。有研究人员发现，每天补充 25~100 mg 锌（与维生素 B_6 搭配服用）通常可显著减轻吡咯尿症症状，他们认为该剂量是安全的[1]。

如果你不确定自己是否患有吡咯尿症，建议你将锌补充剂的初始剂量定为 30 mg/ 日，之后逐步增加到 60 mg/ 日。但如果尿检结果证实你有吡咯尿症，你可将初始剂量提高到 90 mg/ 日。无论初始剂量是多少，你都要用锌舌感测试监测自己的锌水平，尽管最初你可能只是尝到液态硫酸锌的质地的变化，如更加干燥，更有白粉味。随着味蕾对液态硫酸锌的反应增强，锌补充剂的剂量应逐步减少。正常情况下，你会觉得液态硫酸锌的怪

味会越来越浓烈。

服用单蛋氨酸锌补充剂对大多数患者有效果，这可能是因为单蛋氨酸锌的生物利用度最高。但鉴于个体差异，有些人可能更适合服用吡啶甲酸锌补充剂、螯合锌补充剂等剂型。需要注意的是，服用错误剂型的锌补充剂可能导致恶心等不适症状。例如，有些人在服用吡啶甲酸锌补充剂后感到不适，但服用单蛋氨酸锌补充剂就不会出现不适。你可以多做尝试，直到找到适合你服用的产品。

有些人可能由于吸收不良而发现补锌并非易事。如果你已经坚持补锌一个月，并且尝试了多种产品，但锌舌感测试结果并未显示你的缺锌状况有所改善，那么我建议你尝试避免食用含麸质的食物，因为摄入麸质后出现的敏感反应是身体吸收矿物质的能力降低的常见原因。

锌的膳食营养素推荐供给量（recommended dietary allowance，RDA）较低，成年人仅为 8~12 mg/ 日。我认为，该剂量甚至无法满足健康人的营养需求。考虑到人体对锌的耐受上限为 40 mg/ 日，所以如果你的锌补充剂剂量远大于 60 mg/ 日，那么我建议你在整体健康领域专家的监督下服用锌补充剂。我诊治的患者通常每天服用 30~60 mg 锌补充剂，且剂量从未超过 90 mg/ 日。

补充高剂量的锌可对体内"锌－铜"比例产生负面影响，导致铜含量过低，这是补锌可能造成的问题之一。但是，这种情况并不常见，有些人的情况甚至是相反的，因为人体通常能从食物中摄入大量的铜。素食主义者的饮食中铜含量往往极高，锌含量却严重不足。除饮食外，供水管道、烹饪用的锅、宫内节育器也含有大量的铜，服用口服避孕药也会导致铜水平升高。因此，我建议想提高锌水平的人寻找不含铜的补充剂（因为补充剂中通常含铜）。对某些有严重焦虑的患者来说，即便摄入复合维生素补充剂中的微量铜也会引起问题。

身体应对过大的压力、过度的运动和身体代谢摄入过量的糖会消耗大量的锌，所以你需要根据个人情况调整锌补充剂的剂量。摄入过量的锌也可能导致恶心。为了避免该问题，你应随餐服用锌补充剂。

锌的膳食来源

通过改善饮食来提高锌的摄入量是个好办法，但吡咯尿症患者仍然需要服用锌补充剂。下列食物是锌的理想来源。

- 在所有食物中，牡蛎的锌含量最高，尤其是生牡蛎。
- 其他的贝类，如贻贝、虾和螃蟹，都是富含锌的食物。
- 红肉、鱼类和鸡肉都是锌的良好来源。
- 奶酪（如意大利乳清干酪、瑞士奶酪和高达干酪）的锌含量相对较高。
- 豆类、味噌、蘑菇、西蓝花、谷物、坚果和种子中也含有少量的锌。不过，谷物、坚果和种子含有植酸，植酸可与锌结合，阻碍身体对锌的吸收。
- 南瓜子是锌的极佳来源，其"锌－铜"比例高于其他坚果和种子。你可通过浸泡或烘烤降低南瓜子中的植酸含量。

补充维生素 B₆

研究发现，对大多数人而言，每天补充 200~800 mg 维生素 B₆（与锌搭配服用）可显著减轻吡咯尿症症状[1]。建议你将维生素 B₆ 补充剂的初始剂量定为 100 mg/ 日，每两周增加 100 mg，并持续监测自己回忆梦境的能力、梦的内容或梦魇情况。正常情况下，你会注意到自己做梦越来越频繁，梦境中的体验也越来越愉快。如果尿液检测的结果表明你患有吡咯尿症，你可将维生素 B_6 补充剂的剂量提高到 500 mg/ 日。我通常要求吡咯尿症患者每天服用 100~400 mg 维生素 B_6 补充剂，个别患者可高达 500 mg/ 日。

和锌一样，维生素 B_6 的 RDA 也较低，一般不超过 2 mg/ 日。而单片复合维生素 B 补充剂中的维生素 B_6 含量往往高于 50 mg——我一般将 50 mg 以上视为高剂量。在服用维生素 B_6 补充剂期间，你如果注意到自己的手指或四肢其他部位有麻刺感，则应降低剂量。手指或四肢其他部位有麻刺感，被称为周围神经病变，可能是维生素 B_6 过量引起的。在停用维生素 B_6 补充剂或降低剂量后，麻刺感可完全消退。

5- 磷酸吡哆醛（pyridoxal 5-phosphate，P5P）是维生素 B_6 的活性形式，更容易被人体吸收。如果你发现自己在摄入过量维生素 B_6 的情况下仍然记不起梦境，可改服 P5P 补充剂，将其初始剂量定为 25 mg/ 日。事实上，某些人只能从 P5P 中吸收维生素 B_6。由于人体对 P5P 的吸收率是维生素 B_6 的 4~5 倍，所以服用 25 mg P5P 补充剂的效果与服用 100~125 mg 维生素 B_6 补充剂相当。但由于 P5P 价格更高，而且许多患者觉得服用维生素 B_6 补充剂就足以减轻吡咯尿症，所以我一般建议患者从服用维生素 B_6 补充剂开始。

你还应注意服用补充剂的时机。和其他 B 族维生素补充剂一样，维生素 B_6 补充剂和 P5P 补充剂应随餐服用。因为人体的血清素水平往往在下午和晚上下降，所以你可在午餐和晚餐期间服用维生素 B_6 补充剂和 P5P 补充剂，以促进身体分泌血清素。需要注意的是，夜间服用维生素 B_6 补充剂和 P5P 补充剂可能扰乱睡眠。

以下是你可以尝试的具体组合和剂量。如果某个组合或剂量对你有效，那么，恭喜你找到了打开健康之门的钥匙！如果某个组合或剂量对你无效，那么你应沿着上述思路继续尝试（一次只可尝试一种方案）。

- 每日服用 100~500 mg 维生素 B_6 补充剂
- 每日服用 100~300 mg 维生素 B_6 补充剂和 25~50 mg P5P 补充剂
- 每日服用 25~100 mg P5P 补充剂

虽然维生素 B_6 补充剂的剂量可随着时间的推移而降低，但你可能需要终身服用。如前文所述，能够回忆梦境是维生素 B_6 水平正常的指标之一，所以你可以用它来判断自己是否需要增减维生素 B_6 补充剂的剂量。此外，压力大的人应增加剂量。代谢口服避孕药、抗抑郁药、利尿剂和可的松也会消耗体内的维生素 B_6，所以你在服用或停用相关药物时，也应调整维生素 B_6 补充剂的剂量。

研究发现，补充维生素 B_6 不仅可以减轻吡咯尿症，还有助于减轻焦虑症。维生素 B_6 在合成血清素和 GABA 的过程中起着重要的作用，因此可对减轻焦虑、抑郁和疼痛产生正面影响[10]。而且研究人员发现，补充维生素 B_6 和镁还可减轻 PMS 引起的焦虑[11]。

维生素 B_6 的膳食来源

和锌一样，通过改善饮食来增加维生素 B_6 的摄入量也是个好办法，但吡咯尿症患者仍然要额外服用维生素 B_6 补充剂。下列食物是维生素 B_6 的最佳来源。

- 草饲动物的肉、放养的鸡及其鸡蛋、鱼类
- 蔬菜，尤其是胡萝卜、菠菜、西蓝花和卷心菜
- 天然谷物，如糙米和藜麦

- 含啤酒酵母（富含各类 B 族维生素）和赤糖糊（也是铁的良好来源）
  的食物
- 核桃和葵花籽
- 苜蓿芽

补充脂肪酸

如前文所述，吡咯尿症患者通常需要补充 ω-6 脂肪酸，而不是 ω-3
脂肪酸，建议你根据脂肪酸检测结果决定自己是否需要服用相应的补充
剂。以下是一些具体建议。

- 每日补充 240 mg GLA（提取自见月草油或琉璃苣油）——尤其是在
  脂肪酸检测结果表明你需要补充 GLA 的情况下。
- 食用红肉、蛋类、黄油和肝脏——如果脂肪酸检测结果表明你的
  AA 水平偏低。
- 每日补充 1 000 mg 鱼油（也可通过食用三文鱼等多脂鱼类、核桃、
  绿叶蔬菜、碎亚麻籽或亚麻籽油补充）——如果脂肪酸检测结果表
  明你需要补充 ω-3 脂肪酸。

补充其他营养素

一般情况下，补充锌、维生素 B_6 和 DLA 即可消除吡咯尿症症状。如
果症状依然存在，你可能需要每天补充 20 mg 锰，因为吡咯尿症往往会让
这种矿物质大量流失，而补锌会进一步加快其消耗速度[3]。此外，你还有
必要补充 B 族维生素（单独剂型或复合维生素均可），以防止 B 族维生素

失衡。如果上述措施未能减轻你的症状，那么你应考虑服用含下列营养素的补充剂（见第八章）。

- 1 000~3 000 mg 维生素 C
- 400 IU 维生素 E——吡咯尿症患者往往需要摄入更多的抗氧化剂[1]
- 25 mg 铁——如果你贫血或铁蛋白水平低[1]
- 1 000 mg 维生素 B_3（烟酰胺）——维生素 B_3 是人体合成血清素必需的维生素，而且有助于减轻焦虑[2]
- 1 000 mg 维生素 B_5（泛酸）——为肾上腺提供营养[2]
- 400 mg 镁——大量补充维生素 B_6 会导致镁大量流失[2]

压力与吡咯尿症

压力会导致吡咯尿症症状恶化，所以有压力的人应积极采取压力管理措施（见第八章）。

见效时间

对轻中度吡咯尿症患者，补充锌、维生素 B_6、DLA 和锰可在 1~2 天内减轻焦虑，甚至在一周内显著减轻焦虑。有严重焦虑、存在其他严重失衡或有消化问题的人可能需要数周到数月的时间方能取得明显的效果。大多数吡咯尿症患者可能需要终身服用补充剂。如果停止服用补充剂，焦虑、对社交活动感到恐惧、抑郁和无法回忆梦境等症状会在 2~4 周内卷土重来。在患病、受伤或压力大时，吡咯尿症患者可能需要提高锌补充剂和

维生素 B_6 补充剂的剂量。

　　此外，补充锌和维生素 B_6 有助于提高血清素水平，从而改善情绪、提高睡眠质量，减轻下午或夜间的食欲。

第八章

其他措施，如改变生活方式

为了完全消除焦虑，你可能需要服用其他补充剂，并且在补充营养素之余关注其他问题（如激素失衡、毒素暴露和药物的影响），改变生活方式。

服用基础补充剂

无论是否患有焦虑症，缺乏营养素的人都应服用含有优质复合维生素和复合矿物质的基础补充剂，并确保补充剂中含有足量的 B 族维生素、维生素 C 和铁。人之所以需要补充这些营养素，是因为我们可能受到各种化学物质、毒素暴露，以及日常压力的负面影响。此外，B 族维生素和许多矿物质在酶促反应和神经递质的制造过程中发挥了一定的作用。食用优质天然食物，再辅以含这些营养素的基础补充剂，将为你的健康保驾护航。和其他补充剂一样，选购基础补充剂也应遵循优质、不含填充剂、人工色素、麸质和其他常见食品致敏原（如大豆和乳制品）的原则。

服用含 B 族维生素的复合维生素补充剂和复合矿物质补充剂

一款合格的复合维生素补充剂或复合矿物质补充剂应包含表 8-1 中所有的维生素和矿物质，并在说明书中提供剂量指导。你应选购含有维生素 E、钾和硒的补充剂，因为焦虑和紧张与缺乏这些营养素有关[1]。有时你可能需要购买 3 种不同的补充剂，即复合维生素补充剂、复合矿物质补充剂和复合 B 族维生素补充剂，才能满足自己的营养需求。你如果只服用含 B 族维生素的复合补充剂，则应选购维生素 B_1、维生素 B_2、维生素 B_3 和维生素 B_6 含量大于 50 mg 的产品。

表 8-1　部分人体必需营养素及日摄入量

营养素	日摄入量
维生素 A（以混合类胡萝卜素计）	7 000 IU
维生素 C（以抗坏血酸计）	600 mg
维生素 D（以胆钙化醇计）	500 IU
维生素 E（以混合生育酚计）	100 IU
维生素 B_1（以硫胺素计）	75 mg
维生素 B_2（以核黄素计）	75 mg
维生素 B_3（以烟酰胺计）	75 mg
维生素 B_5（以泛酸计）	250 mg
维生素 B_6（以吡哆醇计）	50 mg
维生素 B_{12}（以甲钴胺计）	500 μg
叶酸	400 μg
生物素	500 μg
钙（从螯合剂中获取的）	100 mg

续表

营养素	日摄入量
碘	200 μg
镁（从螯合剂中获取的）	200 mg
锌（从螯合锌或单蛋氨酸锌中获取的）	30 mg
硒	250 μg
锰（从螯合剂中获取的）	1 mg
铬	200 μg
钼	100 μg
钾	100 mg
胆碱	100 mg
肌醇	100 mg
对氨基苯甲酸	25 mg
硼	2 mg
钒	100 μg
铜	1 mg

补充铁

一般只有幼儿和处于经期的女性才需要补充铁。但缺铁性贫血是普遍现象，在素食主义者和女性中尤为常见[2]。感到麻木和焦虑与缺铁性贫血有关[3]。在我的女性焦虑症患者中有不少人缺铁，受食物敏感（见第四章）、消化问题（见第五章）和吡咯尿症（见第七章）困扰的女性同样如此。人体需要充足的铁以制造血清素和多巴胺。但如果过量，铁就会在器官中积聚并损害人体。因此，除非确定自己缺铁，否则你应选购不含铁的补充剂。复合维生素补充剂或复合矿物质补充剂中的铁含量通常为 8 mg。

如果你贫血或者血清铁蛋白水平低下，那么铁的安全摄入量为 25 mg/ 日[4]。

补充铁可能导致恶心和便秘。为了避免这些问题，你可服用螯合铁补充剂，如甘氨酸铁补充剂。螯合铁补充剂不会造成上述副作用，而且比无机铁（如硫酸亚铁）补充剂更易被吸收。

至于铁的膳食来源，动物性食物（如肉类、蛋类、鱼类、肝脏）中的铁比植物性食物（如绿叶蔬菜、天然谷物、赤糖糊、海洋蔬菜和豆类）中的铁更容易被吸收。一些饮食习惯有助于增强身体对铁的吸收，如吃富含铁和维生素 C 的食物（如西红柿）、使用铸铁炊具、避免吃糖。影响身体吸收铁的饮食习惯包括：大量食用含草酸的食物（如巧克力、甜菜、羽衣甘蓝、大黄、酸模、菠菜、大多数坚果和豆类）；食用乳制品、高糖食品，饮用软饮料、咖啡和茶；在补铁的同时摄入膳食纤维、补充维生素 E、补充钙、补充锌或服用抗酸剂。此外，胃酸不足也会影响身体对铁的吸收。

补充维生素 C

作为一种抗氧化剂，维生素 C 有助于预防自由基对人体造成的损害。维生素 C 还能增强免疫力，帮助人体抵御毒素的侵袭。紧张和焦虑加剧可能与轻中度的缺乏维生素 C 有关[5]。补充维生素 C 或对压力大的人有益[6]。一般而言，维生素 C 的安全摄入量为 1 000~3 000 mg/ 日，但是，焦虑症患者的维生素 C 日建议摄入量应为 3 000 mg 以上，分多次摄入。我不建议通过服用复合维生素补充剂补充维生素 C，因为其维生素 C 含量较低。维生素 C 补充剂以含有抗坏血酸的为佳。维生素 C 的理想膳食来源包括：橙子、草莓等水果，甜椒、土豆、西蓝花、羽衣甘蓝和其他绿叶蔬菜。

消除焦虑所需的营养素

单独服用含有下列营养素的补充剂也有助于减轻焦虑，改善情绪。这些营养素包括 B 族维生素、维生素 D、镁、钙、ω-3 脂肪酸、ω-6 脂肪酸、茶氨酸、乳蛋白肽。

B 族维生素

研究表明，广场恐惧症患者缺乏特定的 B 族维生素[7]。你如果需要补充 B 族维生素，请服用优质的复合 B 族维生素补充剂，以免引起与之协同工作的其他营养素的失衡。

一项针对惊恐症、强迫症和抑郁症患者的研究发现，每天服用 18 g 肌醇补充剂不但具有与服用抗抑郁药同样的功效，而且副作用较小[8]。该结论印证了我的临床经验，我发现补充肌醇对减少强迫性思维和减轻思虑过度十分有效。

补充维生素 B_1 有助于控制血糖水平——第二章提到，血糖水平波动大对焦虑的负面影响很大。维生素 B_3 参与许多酶促反应，并且在血清素的合成过程中起着关键作用。每天补充 1 000~3 000 mg 维生素 B_3 有助于减轻焦虑[9,10]。维生素 B_5 对肾上腺十分重要，有助于调节压力。

补充叶酸和维生素 B_{12} 可有效减轻抑郁症。考虑到焦虑症和抑郁症之间的联系，补充这两种 B 族维生素也可能有助于减轻焦虑。此外，焦虑和恐慌会给心脏带来压力，而补充叶酸和维生素 B_{12} 有益于心脏健康。

B 族维生素的理想膳食来源包括：肝脏、肉类（如火鸡肉）、天然谷物、土豆、香蕉、辣椒、豆类、营养酵母和糖蜜。

维生素 D

维生素 D 是一种脂溶性维生素，对人体的免疫力、骨骼健康和心脏健康很重要，补充维生素 D 还有助于预防癌症。有研究表明，纤维肌痛患者的焦虑和抑郁与缺乏维生素 D 有关[11]。补充维生素 D 还能减轻在冬季恶化的季节性焦虑症和抑郁症[12]。

与维生素 D 相关的研究表明，大多数人的维生素 D 水平较低。我通常会建议患者做维生素 D 水平检测并采取相关措施，以免患者体内缺乏这种关键的维生素。维生素 D 水平可通过一项简单的血液测试确定，即检测 25- 羟基维生素 D 水平。建议你每 3 个月做一次维生素 D 检测。

美国维生素 D 协会创始人约翰·坎奈尔博士表示，维生素 D 指南中将 70 岁以下人群的维生素 D 日摄入量定为 600 IU，这个标准偏低[13]。他建议，70 岁以下人群的维生素 D 日摄入量应定为 5 000 IU，直到体内的维生素 D 水平达到 50~80 ng/mL——这接近实验室参照数据（32~100 ng/mL）的中值。所以，如果医生为你开了每日 7 000 IU 的维生素 D 补充剂处方，你也不必感到惊讶。当维生素 D 水平达到理想水平后，你可将剂量降低到维持剂量，即 2 000~5 000 IU/ 日。

维生素 D 补充剂以含维生素 D_3（即胆钙化醇）产品为佳，维生素 D_2（即麦角钙化醇）是一种合成维生素，效果不佳。有研究表明，在最丰盛的一餐随餐服用维生素 D 补充剂效果最好[14]。此外你还需要注意，维生素 D 的益处仍处于研究阶段，存在较大的争议，因此与维生素 D 理想水平、维生素 D 补充剂剂量和维生素 D 补充剂服用时间相关的建议可能随时改变。相关信息可参考有关维生素 D 的最新研究成果。

除了通过服用补充剂和食用富含维生素 D 的食物（如鱼肝油、蛋类，以及包括三文鱼和鲭鱼在内的多脂鱼类）摄入维生素 D，人体也可利用阳光中的紫外线合成维生素 D，但后者受到季节和地理位置的影响。

镁和钙

镁是一种抑制性矿物质，可滋养神经系统，预防人体产生焦虑、恐惧、紧张、不安和愤怒的情绪[15]。镁对心脏和血管具有良好的保护作用，补充镁对焦虑症和惊恐发作患者很重要[16]。单独服用镁补充剂也可减轻焦虑，但所需剂量可能较高，如 1 000 mg/ 日。你如果出现便溏，则应减小剂量。建议你多做尝试，根据个人感受判断适合自己的剂量。

有研究显示，补充维生素 B_6 和镁可减轻与焦虑相关的 PMS 症状、乳房触痛，缓解经期体重增加和痛经[17]。该研究还发现，每日补充少量的维生素 B_6 和镁（分别为 50 mg 和 200 mg）同样有益。

睡前服用镁补充剂和钙补充剂有助于安稳入睡。镁补充剂的剂量通常为 400~600 mg/ 日，一般搭配 800~1 200 mg 钙补充剂，推荐将摄入的钙与镁的比值保持在 2∶1。

人体还可通过皮肤吸收镁。增加镁摄入量的一个舒适又简单的办法是，在浴缸中加入 1 杯泻利盐，然后泡个温水澡。此外，泡澡时在泡澡水中加入一些薰衣草精油还可提高睡眠质量。

深色绿叶蔬菜（如菠菜、羽衣甘蓝和甜菜）含有大量的 B 族维生素和镁。天然未加工的谷物，如燕麦、荞麦、小麦和藜麦，也含有 B 族维生素和镁。其他含镁食物包括：牛肉、鸡肉、鱼类（尤其是大比目鱼、鳕鱼和三文鱼）、坚果、种子、豆类、香蕉、西瓜、无花果和土豆。自制骨头汤富含镁、钙和其他重要矿物质，汤中的明胶还有助于人体吸收矿物质。草药和香料是镁的另一大来源，所以建议你尝试饮用甘菊、蒲公英、薄荷或鼠尾草制成的花草茶，食用用新鲜欧芹、荨麻和蒲公英制成的沙拉，或在烹饪时加入茴香籽、胡芦巴、辣椒粉、欧芹或红辣椒。

许多高镁食物，尤其是菠菜、芜菁、芥菜、芥蓝、青豆和海洋蔬菜，也是钙的理想来源。钙的其他来源包括：乳制品、沙丁鱼、芝麻、西兰花和芹菜。罗勒、百里香、迷迭香、牛至、莳萝、薄荷和肉桂也是钙的良好来源。

ω–3 脂肪酸和 ω–6 脂肪酸

众所周知，鱼油中的 ω–3 脂肪酸（即 EPA 和 DHA）可有效减轻抑郁症。一项针对不怎么吃鱼的药物滥用者的研究发现，补充鱼油 3 个月可减轻受试者的焦虑和愤怒[18]。所以，我建议焦虑症患者多吃鱼，如三文鱼和沙丁鱼，并且只有当 ω–3 脂肪酸水平极低时才服用鱼油补充剂。鱼油补充剂的初始剂量可定为 1 000 mg/ 日。

许多受焦虑症困扰的吡咯尿症患者需要补充 GLA，而非 ω–3 脂肪酸。前者是一种 ω–6 脂肪酸，月见草油是其理想来源（见第七章）。

你可通过脂肪酸检测来判断自己是否需要补充 ω–3 脂肪酸、ω–6 脂肪酸。此外，你还可以通过这个检测了解体内的反式脂肪酸水平。

茶氨酸和乳蛋白肽

茶氨酸是一种在茶叶中被发现的具有镇静作用的氨基酸，可减轻人体对压力的生理反应[19]。补充茶氨酸能够提高 GABA 的水平，还能帮助身体抵抗环境神经毒素侵袭[20]。茶氨酸补充剂的剂量通常为 50~200 mg/ 日。

乳蛋白肽是一种提取自牛奶中酪蛋白的物质，已被证实可减轻与压力相关的症状，如焦虑等情绪问题、社交障碍和消化问题[21]。补充乳蛋白肽还可降低皮质醇水平。我在实践中发现，补充乳蛋白肽对无法通过补充氨基酸改善病情的焦虑症患者效果突出。乳蛋白肽补充剂的剂量通常为 150 mg/ 日。

解决激素失衡

改善饮食并非治疗激素失衡的主要手段。但本书仍然建议你考虑改善饮食，因为对渴望消除焦虑和压力的人而言，它应当是整体康复方案的一部分。由于与激素相关的问题太过复杂，我建议你在解决激素失衡问题时寻求整体健康领域专家的帮助。在此，我仅对解决肾上腺功能障碍、甲状腺功能障碍和性激素失衡做简要讨论，以帮助你了解激素失衡是否对你造成了影响。如欲深入了解相关内容，可阅读桑德拉·麦克纳的《植物雌激素解决方案》（*The Phytogenic Hormone Solution*）[22]。

肾上腺功能障碍

肾上腺可启动或关闭"战或逃"反应，负责帮助身体处理各种形式的压力（即应激），包括躯体压力、精神压力和情感压力。随着现代生活节奏的加快，肾上腺经常超负荷运转，焦虑人群尤其如此。这可能使人体将原本正常的事物视为威胁，从而触发肾上腺启动"战或逃"反应，即便那些事物实际上并不具有威胁性。

皮质醇是肾上腺产生的关键应激激素之一。适量的皮质醇有利于身体的正常运转。在无压力状态下，皮质醇的分泌遵循一种独特的规律，即早晨水平最高，午餐前后略有下降，晚餐前进一步降低一点儿，并在睡前达到最低水平，以确保人安稳入眠。

长期的压力可使皮质醇分泌过量，导致皮质醇水平可能在一天内数次升高，或者皮质醇的原分泌规律受到破坏。这些情况中的任意一种都会加重焦虑或抑郁。并且，前一种情况如果持续太久，就会造成肾上腺疲劳，从而使皮质醇的分泌量大大减少。肾上腺还具有其他重要功能，如产生性激素。进入绝经期后，女性卵巢的雌激素分泌量会减少，此时肾上腺将成为性激素的主要来源，所以让肾上腺保持在良好状态很重要。

皮质醇水平升高的症状包括出现"很困但睡不着"的情况等睡眠问题。肾上腺疲劳的体征和症状众多，包括（对食物或环境）过敏、出现碳水化合物敏感性、免疫力低下、血糖水平波动大，以及持续产生极度的疲劳感。

唾液检测可以测量人一天中不同时刻的皮质醇水平。这项检测的优势在于它可以评估皮质醇每天的分泌规律是否正常。唾液检测中的肾上腺应激指数就是一个评估指标。

补充某些营养素和服用草药或香料，如维生素 C、复合 B 族维生素（尤其是维生素 B₅）、甘草、南非醉茄和圣罗勒，有助于修复肾上腺功能。服用与肾上腺相关的补充剂可在你修复肾上腺功能期间为身体提供皮质醇补充剂，如服用磷脂酰丝氨酸补充剂和乳蛋白肽补充剂可降低皮质醇水平。

消除精神压力对缓解肾上腺疲劳至关重要。请务必阅读后文有关放松、度假和睡眠的建议，尝试各种减压技巧，并找到适合自己的减压方法。消除躯体压力（如食物敏感性、肠道菌群失调和毒素暴露）同样重要。

甲状腺功能障碍

甲状腺激素在整个内分泌系统的运行中起着至关重要的作用，因此甲状腺功能关乎全身所有细胞的代谢。甲状腺激素水平低、甲状腺功能减退与肾上腺疲劳、性激素失衡密切相关。

甲状腺功能减退的常见症状包括精力不足、畏寒、抑郁、PMS、记忆力减退、皮肤干燥、体重增加和便秘。甲状腺问题通常具有遗传性。对通过补充氨基酸调节脑化学物质的患者来说，甲状腺功能减退会影响补充剂的效果。所以如果你尝试了第六章的方法，但未取得明显的改善，则有必要做甲状腺功能检测。甲状腺功能检测指标包括促甲状腺激素（thyroid-stimulating hormone，TSH）水平、三碘甲状腺原氨酸（triiodothyronine，游离 T3）水平、甲状腺素（thyroxine，游离 T4）水平、反三碘甲状腺原氨酸（reverse T3，rT3）水平和甲状腺抗体（抗甲状腺球蛋白抗体和抗甲状腺过氧化物酶自身抗体）水平。甲状腺抗体水平升高可能是因为桥本甲状腺炎，后者是一种自身免疫性疾病，可导致甲状腺激素水平波动大，引起心跳加速（与甲状腺功能过度活跃或甲亢的症状相似）和其他与焦虑相似的症状。

食用大豆制品、生十字花科蔬菜（如花椰菜、卷心菜、球芽甘蓝、西兰花）和多种深色绿叶蔬菜会抑制甲状腺功能。所以我建议你避免食用大豆制品，十字花科蔬菜应烹熟后食用，因为高温会破坏对甲状腺有害的化合物。此外，甲状腺抗体水平升高者应避免食用含麸质的天然谷物[23]。（如欲深入了解乳糜泻和桥本甲状腺炎之间的联系，请阅读第四章。）可能损害甲状腺功能的毒素包括氟化物、溴化物和氯。某些药物及其成分，例如避孕药、雌激素和锂，也会对甲状腺功能造成影响。酪氨酸、维生素 A、锌、硒和碘可为甲状腺提供营养。

鉴于肾上腺功能与甲状腺功能之间的关联性，建议你采取上述建议先解决肾上腺问题，然后寻求整体健康领域专家的帮助，以确定服用哪种补充剂或用哪种疗法（如补充营养素、服用甲状腺干制剂等药物或组合疗法）为甲状腺提供营养更为合适。

女性性激素失衡

肾上腺功能或甲状腺功能受损者可能还需要接受性激素水平检测。激素及其内分泌腺在一个相互制约、相互平衡的复杂系统中运行着，正常情况下，它们会"欢快地共同起舞"，但如果其中一种失去"平衡"，那么因此所产生的级联效应就会对系统中其他激素的水平或腺体功能造成影响。

在性激素失衡的各种具体症状中，黄体酮水平低通常与身体中铜水平升高和锌水平降低有关，会引起月经失调、PMS、失眠、头痛、使人易怒、食欲增加、体重增加、出现尿潴留和尿频，加重焦虑、抑郁和情绪波动大的情况。雌激素水平低可降低血清素水平，从而引发焦虑、抑郁和其他症状，如潮热、盗汗、疲劳、性欲低下、阴道干涩和心理机能不佳。

唾液检测能够评估性激素水平。但性激素水平检测结果因人而异，取决于女性的月经是否规律、测试者是否处于围绝经期或绝经期，以及采集样本的时间位于月经周期中的哪个阶段。

降低毒素暴露

毒素暴露，尤其是重金属暴露，会对神经系统产生负面影响。大多数人每天都暴露在各种各样的毒素之中。虽然毒素暴露很难避免，但我们仍然可以采取措施，如饮用过滤水、改善家庭环境、保护肝脏（因为它是人体的主要排毒器官，见第五章），以减轻其负面影响。

家庭毒素

即使在家中，你的身边仍然充斥着各种毒素。塑料、不粘锅、油漆、地毯、家具、家用清洁产品，甚至个人护理产品（如洗发水和润肤露）中都有毒素。自来水往往也含有微量的有毒物质，如氯和氟化物。毒素会影响人的器官功能和激素的分泌，所以它们也可能是焦虑症的元凶。

在此向你推荐一本降低家庭毒素暴露的好书，黛布拉·林恩·达德的

《平安之家》（Home Safe Home）。作者在书中提出了一系列无毒素建议，涉及床单、地毯、清洁产品和办公用品[24]。美国环境工作组官网是另一个重要资源，你可登录该网站查阅毒素对健康的影响等信息。此外，清除毒素对你的身心均有益处，你可以在权威数据库中查看个人护理产品及其成分的安全评级。你使用的洗发水看似无害，但由于这类产品含芳香成分（可损害神经或导致过敏）或对羟基苯甲酸甲酯（具有器官毒性，会干扰内分泌系统的正常运转，刺激皮肤，造成过敏），所以它们的毒性评级可能极高。

重金属

受情绪问题困扰的人应始终留心重金属对身体的影响，尤其是在本书的解决方案均不奏效的情况下。我们多少都接触过重金属，并且有些人比其他人更容易受到影响。食用汞含量高的鱼类以及使用汞合金牙科填料都会对心理健康产生不良影响，引发焦虑、不安、注意力不集中和众多生理症状[25,26]。

此外，铅也可能是情绪问题制造者（即便你的血液中的铅水平较低）。它可能与焦虑症、惊恐发作和抑郁症有关[27]。

重金属尿液检测可帮助你确定自己的重金属水平，卟啉类化合物检测的结果可提示你的体内是否出现了由重金属引起的不良反应。毛发检测也能测出人体重金属水平和矿物质水平（以及身体是否正在排毒）。

如果你怀疑自己存在重金属暴露，建议你每年进行几次强度适中的季节性排毒护肝活动（见第五章），或求助该领域的专业人士。

药物的影响

服用药物不但会产生药物副作用，而且会导致营养耗竭，加重焦虑。所以你应找出造成健康问题的根本原因，并尽可能用天然疗法解决问题。你如果目前正在服用药物，也应请医生斟酌，是否有方法减小剂量甚至完全停药。但这可能意味着你需要找到一位乐于采取非药物手段治疗疾病的医生。卡尔·法伊弗曾说过："凡是药物能够治疗的疾病，天然疗法也一定能够达到同样的效果。"[28]

服用某些药物（处方药和非处方药）可出现不安、紧张、失眠和其他焦虑症的症状，这些药物包括减充血剂、类固醇（如可的松和强的松）、呼吸系统药物（如沙丁胺醇）、减肥药、降压药、注意缺陷多动障碍药物、避孕药、抗抑郁药和甲状腺药。服用药物前请务必详细了解其副作用。

与焦虑相关的药物副作用包括：百忧解和倍美罗的副作用为紧张；速达菲的副作用为不安；哌醋甲酯的副作用为紧张和不安；左甲状腺素的副作用为震颤、失眠和紧张。许多抗抑郁药都有一个更加严重的副作用——增大患者自杀的风险。另一个需要注意的因素是药物中的添加剂和填料，如小麦、玉米和人工色素。你如果对药物中的成分有敏感性，那么即使少量摄入也会出现问题。

此外，许多药物的代谢都会消耗人体内的特定营养素，例如口服避孕药、抗黏膜充血药和抗抑郁药的代谢会导致维生素 B_6 被大量消耗[29]。其中，口服避孕药的代谢还会消耗其他 B 族维生素和锌。皮质类固醇和减充血剂的代谢也会消耗锌。许多药物的代谢也会消耗镁。你或许已经注意到，B 族维生素、锌、镁都是预防和消除焦虑不可或缺的营养素。

苯二氮䓬类药物是治疗焦虑症的常用药，且只适合短期服用，但许多人长期依赖此类药物。例如，劳拉西泮、氯硝西泮和地西泮具有成瘾性，人体对此类药物的耐受性会随着时间的推移而增加，并且停药会导致严重的生理症状和心理症状，如肌肉疼痛、头痛、焦虑和惊恐发作。你可以寻求专业人士的建议以了解苯二氮䓬类药物的详细信息及减量方法，避免对这些药物成瘾。

几乎所有患者在精神类药物（包括 SSRI）的戒断时期都会出现一种极其常见的副作用——焦虑症。由于骤然停药可能造成不适和危险，所以需要停药的患者应在接受过专业营养培训的医生的监督下逐渐停药。在逐步降低剂量的同时，医生应在营养方面给予患者建议。

他汀类药物尤其令人担忧。虽然人们谈胆固醇色变，但是胆固醇水平低的人有更大的焦虑、抑郁甚至自杀的风险也是一个不容忽视的事实。一项研究发现，女性患焦虑症和抑郁症的风险增大与胆固醇水平低有关[30]。胆固醇水平低于 160 mg/dL 的人自杀风险更高[31]。《循环》（Circulation）杂志上的一篇文章称，中风、癌症、消化系统和呼吸系统疾病的致死率升高与胆固醇水平低于 160 mg/dL 有关[32]。这说明降胆固醇药、他汀类药物不可广泛用于女性。该文章还强调，胆固醇水平高与女性因心血管疾病死亡没有关联。

改变生活方式

本节讨论的话题已超出饮食的范畴，但改变生活方式也是焦虑症整体疗法中的重要一环，因为你需要在生活方式方面做出改变，才能巩固在饮食、控制血糖水平、调节脑化学物质、消除营养不良方面所取得的来之不易的成果。生活方式方面的改变包括适度锻炼、保持睡眠充足、加入治疗互助小组、学会放松自己等。

适度锻炼（户外）

锻炼对身心健康益处多多。不少研究发现，锻炼有助于减轻焦虑、压力、抑郁和戒除成瘾行为[33,34]。荷兰研究人员发现了一个有趣的现象，亲近大自然与较低的焦虑症和抑郁症（以及其他疾病）发病率之间存在密切的关联，对儿童和贫困人口而言尤其如此[35]。

此外，焦虑者的血清素水平通常较低，锻炼和晒太阳均有助于提高血清素水平。所以，在户外锻炼可产生双重功效。例如，你可以一边呼吸新鲜空气，一边在和煦的阳光下散步，也可以打网球、骑山地车或做帆板运动。锻炼的关键在于找到自己喜欢的项目，否则难以持之以恒。

保持睡眠充足

有证据表明，情绪障碍（如焦虑症和抑郁症）与睡眠障碍之间存在相关性[36]。此外，睡眠质量差还会对整体健康造成巨大的负面影响，所以保持睡眠充足很重要。对大多数人而言，睡眠充足的标准是每晚睡 8~9 小时。但美国睡眠基金会于 2009 年进行的一项民意调查显示，受访者的平均睡眠时间为 6.5 小时，周末为 7 小时，只有 28% 的受访者能够长期保持 8 小时以上的睡眠时间[37]。睡眠时间少于 8 小时的人通常有情绪问题，如过度担忧和经常焦虑，而且他们倾向于摄入更多的糖，食用不健康的食物，饮用更多含咖啡因的饮料，吸烟更多，并且运动不足。

如果在焦虑的同时也有睡眠问题，那么解决睡眠问题可能是消除焦虑的关键，因为二者的潜在成因可能相同。例如，焦虑和失眠可能都与血清素水平、褪黑素水平或 GABA 水平低有关（见第六章），或者与皮质醇水平高或夜间低血糖有关。如果是因为后两者，那么修护肾上腺或有帮助（见第二章和本章前文）。其他解决睡眠问题的措施包括：排除致敏食物（见第四章）、避免摄入咖啡因和酒精（见第三章）、解决消化问题（见第五章）和解决矿物质缺乏问题（见本章前文）。

除了上述措施，你还可以采取下列助眠技巧。

- 睡眠时保持房间完全黑暗，如果条件不允许，可戴眼罩。

- 如果睡眠环境有噪声，可佩戴耳塞，该方法尤其适用于旅行。

- 睡前不看电视或电脑。

- 白天锻炼身体，以提高血清素水平；多晒太阳，以促进夜间褪黑素的分泌。

- 在浴缸中加入泻利盐或几滴薰衣草油，泡个舒服的热水澡，然后再睡觉。

- 临睡前饮用具有放松功效的甘菊茶。

- 晚上 10 点之前上床睡觉。

- 保持卧室凉爽。

- 在床上只做两件事：睡觉和与爱人温存。

- 尝试本章后文的放松技巧。

加入治疗互助小组

在健康之路上，你并非孤身一人。你可与亲友或互助小组成员分享自己的感受和学到的健康知识，从而在帮助他人的同时巩固这些知识。不少专著阐述了加入治疗互助小组这种方法，因此我不再赘述。但需要强调的是，这个方法的确卓有成效。

认知行为疗法是治疗焦虑症的有效手段，旨在帮助人们克服各种不切实际的思维模式和习惯性行为。眼动身心重建法（eye movement desensitization and reprocessing，EMDR）同样值得一试。心理学家兼焦虑症专家埃德蒙德·伯恩设计了不少好用的焦虑症患者手册。

学会放松自己

我在实践中发现，放松是一件最简单不过却最难以实现的事情。日复一日的超负荷工作、满满当当的日程表、太多的承诺和过高的期望让人感到疲劳、压力大、焦虑、忧愁、精疲力竭，甚至产生挫败感。但你必须学会修身养性，学会拒绝，学会寻求帮助，学会以各种方式放松自己（如练习瑜伽、打太极和做冥想），因为这些对减轻焦虑同样重要。有些人辩称自己以后会学着放松，但明日复明日，明日何其多；还有些人采取了错误的放松方式，如看电视。你需要将真正能够放松身心和恢复活力的活动列入自己的日常规划。下列活动你不必一一尝试，只需要选择适合自己的几种即可。

做瑜伽、打太极、练气功或做冥想

做瑜伽、打太极、练气功和做冥想对身心大有裨益。一项研究发现，做瑜伽、做呼吸练习和做冥想改善了受试者的情绪，减轻了其压力和焦虑，提高了其精神专注力[38]。还有研究证实，做瑜伽可提高 GABA 水平，做冥想可提高血清素水平[39, 40]（如欲详细了解与 GABA 相关的内容，请参阅第六章）。研究人员发现，做昆达利尼瑜伽中的冥想练习对减轻强迫症有效，也可能有助于减轻恐惧、惊恐症、焦虑、抑郁，戒除成瘾行为和改善失眠[41]。一项综述回顾了打太极和练气功对老年人的影响，结果显示，这些活动可减轻焦虑和抑郁，改善生理功能，降低血压，减小摔倒的风险[42]。

每年度一次假

在所有的工业化国家中，美国人的年假一年仅有 15 天；而加拿大、英国、德国和南非人的年假则可多达 26 天以上。鲜有研究人员关注休假的益处，更遑论研究它与焦虑之间的关系了。但休假似乎的确对健康和幸福感有正面的影响，只是持续时间较为短暂。休假还可以改善情绪和睡眠，减轻身体不适[43, 44]。顾名思义，假期是抛开一切工作的休闲时间，只用于休息或娱乐，如玩乐、放松、睡觉、吃美味的营养大餐。你如果希望通过休假改善情绪，可在休假时参加户外活动，亲近自然，沐浴阳光。但请一周的假粉刷房子可不能算作休假。

尝试意象引导

意象引导指通过积极的思维和想象来改善和解决心理问题。不少研究发现，意象引导可有效减轻焦虑、惊恐发作、抑郁，减小压力，改善失眠、疼痛，以及减少成瘾行为[45~47]。你可跟着喜欢的意象引导音频进行练习，试着平复情绪，放松身心。

其他实用技巧

下列方法简单易行，且有助于平复情绪，放松身心。

- 做按摩不但可以改善生理健康，而且有助于减小压力和减轻焦虑[48]。

- 薰衣草油、玫瑰油、橙皮油、佛手柑油、柠檬油、檀香油、香紫苏油和甘菊油等精油具有镇静作用[49]。你可将这些精油用于芳香疗法中，也可将其添加到沐浴油或按摩油中，或直接轻涂在手腕上。

- 虽然相关研究有限，但做针灸似乎对减轻特定的焦虑症症状有益[50]。

- 尝试做拉伸运动，如渐进式和被动式肌肉拉伸，并养成进行腹式呼吸的习惯，详情请阅读《焦虑症天然疗法》(*Natural Relief for Anxiety*)[51]。

- 情绪释放技巧（即边敲击穴位边思考眼前之事）也值得一试[52]。

- 笑口常开始终是减小压力和减轻焦虑、改善整体情绪的良方，做些快乐的事情，如看一部有趣的电影或进行娱乐活动都有助于改善情绪。

写在最后

希望本书能够对你有所启迪，有所鼓励。希望本书给予了你必要的信息和工具，让你能够通过运用食物和营养素的神奇治愈力量、改变生活方

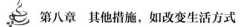

式来减轻焦虑，改善情绪，消除饮食渴望。

　　读完本书并不意味着一切结束，而是象征着征途的开始。建议你：通过试验和观察来深入了解自身的健康状况，并继续学习更多与营养和健康有关的知识；参加营养师、脊椎按摩师、自然疗法师和整体健康领域专家举办的研讨会；观看和阅读以食物及其健康功效为主题的电影和书籍。

　　愿你享受在未知的领域探索的过程，获得治愈自己的灵感。请你相信，你能够通过自己的力量重拾快乐的生活！

附录 1

患者故事分享——苏伊

本书提及的所有患者故事均为我遇到的真实案例。这些故事表明，由于存在个体差异，所有人都应先了解自己独特的营养需求，再据此做出改变。有些人可能只需要改变饮食习惯，有些人却需要付出更多的努力。我之所以将该案例单独列出，是因为这位患者的康复之路恰恰囊括了本书所有的要点。她的故事不但反映了焦虑成因的多样性，需要用灵活的方法化解焦虑，而且凸显了对焦虑追根溯源的重要性，如焦虑的根源可能在于不良的饮食、进食频率低、摄入咖啡因、消化不良、对麸质敏感和有吡咯尿症等。

苏伊的情况比我诊治的大多数患者都要复杂。她需要接受更多的检测，服用更多的补充剂。

苏伊是一位 40 多岁的家庭主妇，同时也是社区管弦乐队的小提琴手。苏伊自述她多年来一直患有焦虑症，但病情自去年开始恶化了。由于对上台表演感到恐惧，她的焦虑症更加严重了，惊恐发作更是每周都困扰着她。她通常一整天都焦虑不已，尤其是在入睡之前。她感到疲倦，被诊断患有轻度抑郁症，包括腹胀和情绪症状（尤其爱流泪）在内的 PMS 症状也相当严重。苏伊爱吃面包、意大利面和脂肪含量高的食物，她最钟爱的食物是涂满奶油的大块法式面包和奶油酱意大利面。除了这些爱好，她的饮食习惯相当好：以天然食物为主，并且摄入足量的优质蛋白、有益脂肪、有机蔬菜和水果。

我在首次问诊时即建议苏伊服用250 mg GABA补充剂以放松其紧绷的情绪。该补充剂的确产生了立竿见影的效果，她感到精神放松了很多。为了治疗因血清素水平低而出现的相关症状（轻度抑郁症、冬季抑郁症和焦虑症、追求完美、在午后食欲大增、PMS），我建议苏伊服用50 mg 5-HTP补充剂。在短短的10分钟内，她就感到部分症状减轻了。

由于苏伊酷爱吃面包和意大利面，所以我怀疑她的内啡肽水平偏低，于是建议她服用含DPA和一种游离氨基酸的复合补充剂以提高内啡肽水平，从而帮助她摆脱安慰性进食。

苏伊在吡咯尿症问卷中勾选的项目较多，这表明她缺乏维生素B_6。在锌舌感测试中，苏伊尝不出锌溶液的味道，这说明她严重缺锌。所以我建议她服用下列补充剂，而且她也愿意配合。

- 复合矿物质补充剂，其中包含铬，以及30 mg锌
- 复合维生素B补充剂，其中包含100 mg维生素B_6
- 维生素C补充剂，1 000 mg/次，3次/日
- 上午和午后分别服用50 mg和100 mg 5-HTP补充剂
- 起床后和上午分别服用250 mg GABA补充剂，午后和睡前分别服用250~500 mg GABA补充剂
- 上午和午后分别服用1 000 mg DPA补充剂
- 随餐服用游离氨基酸复合补充剂，3次/日

除此以外，在我的建议下，苏伊还做了各项检测，以发掘各种潜在问题，如出现IgG型食物过敏反应（包括对麸质敏感）、肾上腺功能障碍、

吡咯尿症、脂肪酸缺乏和性激素失衡。我还建议她接受基础血液检测，以判断其维生素 D 水平、铁蛋白水平、胆固醇水平等指标是否正常。鉴于其有情绪问题和饮食偏好，我还建议她做了一次为期两周的麸质排除试验。

在第一次预约后的一周内，苏伊的惊恐症没有再次发作。这令她感到激动不已："长久以来，这是我第一次感到自己还有康复的希望。"苏伊一扫过去的阴霾，开始乐观开朗起来，而且睡眠质量也得到了改善。但她仍然感到疲惫，尽管她的食欲已不似之前那么强烈，但依然比较强烈。于是我建议她将 5-HTP 补充剂的剂量加倍，以抑制食欲，这一招非常有效。

在结束食物排除试验后的一周内，苏伊尝试将含麸质的食物重新加入饮食。不出所料，各种焦虑症的症状再次卷土重来，她更加疲惫，精神恍惚，情绪低落，焦虑加重。并且，IgG 型食物过敏反应检测结果证实，苏伊对包括含麸质的食物在内的大量食物敏感。鉴于她已经体会到戒麸质的益处，所以苏伊欣然同意将所有问题食物一一从饮食方案中排除。

肾上腺功能检测结果表明，苏伊存在皮质醇水平低和肾上腺疲劳问题，所以我要求她开始服用修护肾上腺的补充剂和维生素 B_5 补充剂。

脂肪酸检测结果显示，苏伊的脂肪酸水平偏低，这可能是食物敏感性造成了肠道损伤并引起吸收不良的结果。于是，我要求苏伊服用鱼油和月见草油，以补充 ω-3 脂肪酸和 ω-6 脂肪酸。我还鼓励她在烹饪时多加点儿橄榄油和椰子油。

此外，吡咯尿症检测结果证实她需要补充锌和维生素 B_6。

基础血液检测结果还显示，苏伊贫血，而贫血通常与麸质敏感性和吡咯尿症同时发生。于是，苏伊开始补充铁。虽然她的黄体酮水平也低，但我们决定先不处理这个问题，等待几个月经周期，以观察上述干预措施是否能够使黄体酮水平恢复正常。

在距离第一次预约的六周后，苏伊的精力有所改善。受到鼓舞的她开始在食物花样上翻新，如食用更多的发酵食品、食用自制豆芽。如今苏伊不仅对液态硫酸锌反应强烈，而且能够记起自己的梦境。苏伊之后经历了一段艰难的时期，导致她再次丧失了梦境回忆能力，但通过短时间增加维生素 B_6 补充剂的剂量，这一症状很快就消失了。她注意到，自己的精神放松了许多，也不再像以前那样苛求完美。鉴于这些显著的改善，我建议她平时停用 GABA 补充剂，仅在压力大时再服用。

后来，苏伊开始逐步减少氨基酸补充剂的剂量，仅保留锌补充剂和维生素 B_6 补充剂。她决定不再食用含麸质的食物，并轮换着吃其他会造成问题的食物。

在距离第一次预约的 3 个月后，苏伊的情绪高涨，食欲恢复正常，并且体重成功减去了大约 7 千克。她精力充沛，睡眠质量良好，PMS 也在第 2 个月经周期消失了。值得注意的是，自第一次预约以来，苏伊的惊恐症再未发作过。

附录 2

情绪、精力、食欲与睡眠质量日志

随时做饮食记录很有帮助，尤其是当你试图避免食用或饮用某些食物或饮料，服用新补充剂或进行其他饮食方面的改变时。饮食记录应包括食物的种类、进食时刻和服用的补充剂的种类。此外，你还应记录自己的消化状况和排便状况，以及在进食或服用补充剂后的感受，包括情绪（焦虑还是平静、悲伤还是快乐等）、精力、食欲和睡眠质量。你最终会发现，对上述要素做全程跟踪是一种有效的疗愈手段。下表的日志将帮助你更好地了解改善饮食和服用补充剂对情绪、精力、食欲和睡眠质量的影响。

你可对情绪、精力、食欲和睡眠质量打分，分值为 1~10 分，其中 10 分表示最优。例如，情绪高涨为 9 分、精力适中为 5 分。对处于经期的女性，激素水平波动大可能影响结果，所以女性应详细记录自己处于月经周期的哪一天（以月经来潮第 1 天作为月经周期的第 1 天）。该日志中的第 5 列最关键。

情绪、精力、食欲与睡眠质量日志

日期：　　　　　月经周期第　　天

进食时刻	食用 / 饮用的食物 / 饮料	服用的补充剂	情绪、精力、食欲和睡眠得分（满分为 10）	消化状况 / 排便状况
	早餐：			
	零食：			
	午餐：			
	零食：			
	晚餐：			
	零食：			

推荐读物

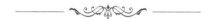

营养修复

Blaylock, R. L. 1997. Excitotoxins: The Taste That Kills. Santa Fe, NM: Health Press.

Bourne, E. J., A. Brownstein, and L. Garano. 2004. Natural Relief for Anxiety: Complementary Strategies for Easing Fear, Panic, and Worry. Oakland, CA: New Harbinger Publications.

Braly, J., and R. Hoggan. 2002. Dangerous Grains: Why Gluten Cereal Grains May Be Hazardous to Your Health. New York: Penguin Putnam.

Braverman, E. R. 2003. The Healing Nutrients Within. Laguna Beach, CA: Basic Health Publications.

Campbell-McBride, N. 2008. Gut and Psychology Syndrome: Natural Treatment for Autism, ADD/ADHD, Dyslexia, Dyspraxia, Depression, Schizophrenia. Cambridge, UK: Medinform Publishing.

Cass, H., and P. Holford. 2002. Natural Highs: Feel Good All the Time. New

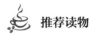

York:Penguin.

Cordain, L. 2001. The Paleo Diet: Lose Weight and Get Healthy by Eating the Food You Were Designed to Eat. Hoboken, NJ: Wiley.

Edelman, E. 2001. Natural Healing for Schizophrenia and Other Common Mental Disorders. Eugene, OR: Borage Books.

Hoffer, A., and M. Walker. 1996. Putting It All Together: The New Orthomolecular Nutrition. New Canaan, CT: Keats Publishing.

Hyman, M. 2009. The UltraMind Solution: Fixing Your Broken Brain by Healing Your Body First. New York: Simon and Schuster.

Jacobs, G. 1997. Beat Candida Through Diet. London: Random House.

Lipski, E. 2004. Digestive Wellness. New York: McGraw Hill.

Mathews-Larson, J. 2001. Depression-Free Naturally: 7 Weeks to Eliminating Anxiety, Despair, Fatigue, and Anger from Your Life. New York: Random House.

McKenna, S. 2002. The Phytogenic Hormone Solution. New York: Random House.

Pfeiffer, C. 1987. Nutrition and Mental Illness. Rochester, VT: Healing Arts Press.

Prousky, J. E. 2006. Anxiety: Orthomolecular Diagnosis and Treatment. Ottawa, Ontario, Canada: CCNM Press.

Ross, J. 2004. The Mood Cure: The 4-Step Program to Take Charge of Your Emotions——Today. New York: Penguin.

Ross, J. 2011. The Diet Cure: The 8-Step Program to Rebalance Your Body Chemistry, End Food Cravings, Weight Problems, and Mood Swings——

Now! New York: Penguin.

Schachter, M. B. 2006. What Your Doctor May Not Tell You About Depression: The Breakthrough Integrative Approach for Effective Treatment. New York: Wellness Central.

美食、烹饪方法和食谱

Bennett, C. 2007. Sugar Shock. New York: Penguin Books.

Child, J. 2009. Julia's Kitchen Wisdom. New York: Random House.

Fallon, S., with M. Enig. 2001. Nourishing Traditions: The Cookbook That Challenges Politically Correct Nutrition and the Diet Dictocrats. Washington, DC: NewTrends Publishing.

Gittleman, A. L. 1996. Get the Sugar Out. New York: Random House.

Harvard School of Public Health. 2009. How sweet is it? See how much sugar is in soda, juice, sports drinks, and energy drinks. www.hsph.harvard.edu/nutritionsource/healthy-drinks/how- sweet-is-it/index.html.

Kirchner, B. 1995. The Bold Vegetarian: 150 Innovative International Recipes. New York: Harper Collins.

Matthews, J. 2010. Cooking to Heal: Nutrition and Cooking Class for Autism. San Francisco: Healthful Living Media.

Wood, R. 1999. The New Whole Foods Encyclopedia. New York: Penguin.

参考文献

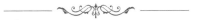

序

［1］Druss, B. G., and R. A. Rosenheck. 2000. Use of practitioner-based complementary therapies by persons reporting mental conditions in the United States. Archives of General Psychiatry 57(7):708-714.

［2］Kessler, R. C., J. Soukup, R. B. Davis, et al. 2001. The use of complementary and alternative therapies to treat anxiety and depression in the United States. American Journal of Psychiatry 158(2):289-294.

［3］Westen, D., and K. A. Morrison. 2001. A multidimensional meta-analysis of treatments for depression, panic, and generalized anxiety disorder: An empirical examination of the status of empirically supported therapies. Journal of Consulting and Clinical Psychology 69(6):875-899.

［4］Schwartz, T. L., N. Nihalani, S. Jindal, S. Virk, and N. Jones. 2004. Psychiatric medication-induced obesity: A review. Obesity Reviews 5(2):115-121.

绪论

［1］Gittleman, A. L. 1998. Before the Change: Taking Charge of Your Perimenopause. San Francisco: Harper Collins.

［2］Anxiety Disorders Association of America. 2010. Facts and Statistics. www.adaa.org/about-adaa/press-room/facts-statistics (accessed December 14, 2010).

［3］Skaer, T. L., D. A. Sclar, and L. M. Robison. 2008. Trend in anxiety disorders in the USA 1990-2003. Primary Care and Community Psychiatry 13(1):1-7.

［4］Andrews, G., W. Hall, M. Teesson, and S. Henderson. 1999. The Mental Health of Australians. Canberra, Australia: Mental Health Branch, Commonwealth Department of Health and Aged Care.

［5］Walters, K., G. Rait, I. Petersen, R. Williams, and I. Nazareth. 2008. Panic disorder and risk of new onset coronary heart disease, acute myocardial infarction, and cardiac mortality: Cohort study using the general practice research database. European Heart Journal 29(24):2981-2988.

［6］Smoller, J. W., M. H. Pollack, S. Wassertheil-Smoller, et al. 2007. Panic attacks and risk of incident cardiovascular events among postmenopausal women in the Women's Health Initiative Observational Study. Archives of General Psychiatry 64(10):1153-1160.

第一章

［1］Jacka, F. N., J. A. Pasco, A. Mykletun, L. J. Williams, A. M. Hodge, et al. 2010. Association of Western and traditional diets with depression and anxiety in women. American Journal of Psychiatry 167(3):305–311.

［2］Jacka, F. N., J. A. Pasco, A. Mykletun, L. J. Williams, G. C. Nicholson, et al. 2010. Diet quality in bipolar disorder in a population–based sample of women. Journal of Affective Disorders, epub ahead of print, September 30. doi: 10.1016/j.jad.2010.09.004.

［3］Akbaraly, T. N., E. J. Brunner, J. E. Ferrie, M. G. Marmot, M. Kivimaki, and A. Singh–Manoux. 2009. Dietary pattern and depressive symptoms in middle age. British Journal of Psychiatry 195(5):408–413.

［4］Sanchez–Villegas, A., M. Delgado–Rodriguez, A. Alonso, et al. 2009. Association of the Mediterranean dietary pattern with the incidence of depression. Archives of General Psychiatry 66(10):1090–1098.

［5］Freeman, M. P. 2010. Nutrition and psychiatry. American Journal of Psychiatry 167(3):244–247.

［6］Cordain, L. S. 2001. The Paleo Diet: Lose Weight and Get Healthy by Eating the Food You Were Designed to Eat. Hoboken, NJ: Wiley.

［7］Campbell–McBride, N. 2008. Gut and Psychology Syndrome: Natural Treatment for Autism, ADD/ADHD, Dyslexia, Dyspraxia, Depression, Schizophrenia. Cambridge, UK: Medinform Publishing.

［8］Fallon, S. 2001. Nourishing Traditions: The Cookbook That Challenges Politically Correct Nutrition and the Diet Dictocrats. With M. Enig.

Washington, DC: NewTrends Publishing.

［9］Hoffer, A., and M. Walker. 1996. Putting It All Together: The New Orthomolecular Nutrition. New Canaan, CT: Keats Publishing.

［10］Harp, M. J., and L. W. Fox. 1990. Correlations of the physical symptoms of hypoglycemia with the psychological symptoms of anxiety and depression. Journal of Orthomolecular Medicine 5(1):8−10.

［11］Fernstrom, J. D. 1981. Effects of the diet on brain function. Acta Astronautica 8(9−10):1035−1042.

［12］Cassels, C. 2010. Whole diet may ward off depression and anxiety. Medscape Medical News. www.medscape.com/viewarticle/715239 (accessed December 17, 2010).

［13］Alexander, D. D., and C. A. Cushing. 2010. Red meat and colorectal cancer: A critical summary of prospective epidemiologic studies. Obesity Reviews, epub ahead of print, July 21. doi: 10.1111/j.1467−789X.2010. 00785.x

［14］Kolahdooz, F., J. C. van der Pols, C. J. Bain, et al. 2010. Meat, fish, and ovarian cancer risk: Results from 2 Australian case−control studies, a systematic review, and meta−analysis. American Journal of Clinical Nutrition 91(6):1752−1763.

［15］Preis, S. R., M. J. Stampfer, D. Spiegelman, W. C. Willett, and E. B. Rimm. 2010. Lack of association between dietary protein intake and risk of stroke among middle−aged men. American Journal of Clinical Nutrition 91(1):39−45.

［16］Micha, R., S. K. Wallace, and D. Mozaffarian. 2010. Red and processed meat consumption and risk of incident coronary heart disease, stroke, and diabetes mellitus: A systematic review and meta–analysis. Circulation 121(21):2271–2283.

[17] Daley, C. A., A. Abbott, P. S. Doyle, G. A. Nader, and S. Larson. 2010. A review of fatty acid profiles and antioxidant content in grass–fed and grain–fed beef. Nutrition Journal 9:10.

[18] Jones, P. J. 2009. Dietary cholesterol and the risk of cardiovascular disease in patients: A review of the Harvard Egg Study and other data. International Journal of Clinical Practice Supplement 163:1–8, 28–36.

[19] Ruxton, C. 2010. Recommendations for the use of eggs in the diet. Nursing Standard 24(37):47–55.

[20] Ruzzin, J., R. Petersen, E. Meugnier, et al. 2010. Persistent organic pollutant exposure leads to insulin resistance syndrome. Environmental Health Perspectives 118(4):465–471.

[21] Ralston, N. V., and L. J. Raymond. 2010. Dietary selenium's protective effects against methylmercury toxicity. Toxicology 278(1):112–123.

[22] Tanskanen, A., J. R. Hibbeln, J. Tuomilehto, et al. 2001. Fish consumption and depressive symptoms in the general population in Finland. Psychiatric Services 52(4):529–531.

[23] Haag, M. 2003. Essential fatty acids and the brain. Canadian Journal of Psychiatry 48(3):195–203.

[24] Stahl, L. A., D. P. Begg, R. S. Weisinger, and A. J. Sinclair. 2008. The role of omega–3 fatty acids in mood disorders. Current Opinion in Investigational Drugs 9(1):57–64.

[25] Tsaluchidu, S., M. Cocchi, L. Tonello, and B. K. Puri. 2008. Fatty

acids and oxidative stress in psychiatric disorders. BMC Psychiatry 17(8, Suppl. 1):S5.

［26］Davis, D. R. 2009. Declining fruit and vegetable nutrient composition: What is the evidence? HortScience 44:15-19.

［27］Mearns, J., J. Dunn, and P. R. Lees-Haley. 1994. Psychological effects of organophosphate pesticides: A review and call for research by psychologists. Journal of Clinical Psychology 50(2):286-294.

［28］Bouchard, M. F., D. C. Bellinger, R. O. Wright, and M. G. Weisskopf. 2010. Attention-deficit/hyperactivity disorder and urinary metabolites of organophosphate pesticides. Pediatrics 125(6):e1270-1277. doi: 10.1542/peds.2009-3058.

［29］Environmental Working Group. 2010. EWG's Shopper's Guide to Pesticides. http://static.foodnews.org/pdf/EWG-shoppers-guide.pdf (accessed December 9, 2010).

［30］Wells, A. S., N. W. Read, J. D. Laugharne, and N. S. Ahluwalia. 1998. Alterations in mood after changing to a low-fat diet. British Journal of Nutrition 79(1):23-30.

［31］Ramsden, C. E., K. R. Faurot, P. Carrera-Bastos, L. S. Sperling, M. de Lorgeril, and L. Cordain. 2009. Dietary fat quality and coronary heart disease prevention: A unified theory based on evolutionary, historical, global, and modern perspectives. Current Treatment Options in Cardiovascular Medicine 11(4):289-301.

［32］Brown, M. J., M. G. Ferruzzi, M. L. Nguyen, et al. 2004. Carotenoid bioavailability is higher from salads ingested with full fat than with fat-reduced salad dressings as measured with electrochemical detection. American Journal of Clinical Nutrition 80(2):396–403.

［33］Pizzorno, J. E., and M. T. Murray. 2000. Textbook of Natural Medicine. London: Harcourt.

［34］Pitozzi, V., M. Jacomelli, M. Zaid, et al. 2010. Effects of dietary extra–virgin olive oil on behaviour and brain biochemical parameters in ageing rats. British Journal of Nutrition 103(11):1674–1683.

［35］anchez–Villegas, A., L. Verberne, J. De Irala, et al. 2011. Dietary fat intake and the risk of depression: The SUN Project. PLoS One 6(1):e16268.

［36］de Vendômois, J. S., D. Cellier, C. Vélot, E. Clair, R. Mesnage, and G. E. Séralini. 2010. Debate on GMO's health risks after statistical findings in regulatory tests. International Journal of Biological Sciences 6(6):590–598.

［37］Yang, Y. J., S. J. Nam, G. Kong, and M. K. Kim. 2010. A case–control study on seaweed consumption and the risk of breast cancer. British Journal of Nutrition 103(9):1345–1353.

［38］Murooka, Y., and M. Yamshita. 2008. Traditional healthful fermented products of Japan. Journal of Industrial Microbiology and Biotechnology 35(8):791–798.

第二章

［1］Maddock, R. J., C. S. Carter, and D. W. Gietzen. 1991. Elevated serum lactate associated with panic attacks induced by hyperventilation. Psychiatry Research 38(3):301–311.

参考文献

[2] Murray, M. T., and J. E. Pizzorno. 1998. Encyclopedia of Natural Medicine. Roseville, CA: Prima Publishing.

[3] Stitt, B. 2002. Impact of Fresh, Healthy Foods on Learning and Behavior (DVD). Manitowoc, WI: Natural Press.

[4] Westover, A. N., and L. B. Marangell. 2002. A cross-national relationship between sugar consumption and major depression? Depression and Anxiety 16(3):118-120.

[5] Dufault, R., B. LeBlanc, R. Schnoll, et al. 2009. Mercury from chlor-alkali plants: Measured concentrations in food product sugar. Environmental Health 8:2.

[6] Stanhope, K. L., and P. J. Havel. 2010. Fructose consumption: Recent results and their potential implications. Annals of the New York Academy of Sciences 1190(1):15-24.

[7] Sanchez, A., J. L. Reeser, H. S. Lau, et al. 1973. Role of sugars in human neutrophilic phagocytosis. American Journal of Clinical Nutrition 261(11):1180-1184.

[8] Schnoll, R., D. Burshteyn, and J. Cea-Aravena. 2003. Nutrition in the treatment of attention-deficit hyperactivity disorder: A neglected but important aspect. Applied Psychophysiology and Biofeedback 28(1):63-75.

[9] Darlington, L., N. W. Ramsey, and J. R. Mansfield. 1986. Placebo-controlled, blind study of dietary manipulation therapy in rheumatoid arthritis. Lancet 1(8475):236-238.

[10] Lajous, M., M. C. Boutron-Ruault, A. Fabre, F. Clavel-Chapelon, and I. Romieu. 2008. Carbohydrate intake, glycemic index, glycemic load, and

risk of postmenopausal breast cancer in a prospective study of French women. American Journal of Clinical Nutrition 87(5):1384–1391.

［11］Du, D., Y. H. Shi, and G. W. Le. 2010. Microarray analysis of high-glucose diet-induced changes in mRNA expression in jejunums of C57BL/6J mice reveals impairment in digestion, absorption. Molecular Biology Reports 37(4):1867–1874.

［12］Crook, W. G. 1997. The Yeast Connection and the Woman. Jackson, TN: Professional Books.

［13］Johnson, R. K., L. J. Appel, M. Brands, et al. 2009. Dietary sugars intake and cardiovascular health: A scientific statement from the American Heart Association. Circulation 120(11):1011–1020.

［14］Harvard School of Public Health. 2009. How sweet is it? See how much sugar is in soda, juice, sports drinks, and energy drinks. www.hsph. harvard.edu/nutritionsource/healthy-drinks/how-sweet-is-it/index. html (accessed December 10, 2010).

［15］Stanhope, K. L., and P. J. Havel. 2010. Fructose consumption: Recent results and their potential implications. Annals of the New York Academy of Sciences 1190(1):15–24.

［16］Yang, Q. 2010. Gain weight by "going diet" ? Artificial sweeteners and the neurobiology of sugar cravings: Neuroscience 2010. Yale Journal of Biology and Medicine 83(2):101–108.

［17］Bradstock, M. K., M. K. Serdula, J. S. Marks, et al. 1986. Evaluation of reactions to food additives: The aspartame experience. American Journal of Clinical Nutrition 43(3):464–469.

〔18〕Humphries, P., E. Pretorius, and H. Naudé. 2008. Direct and indirect cellular effects of aspartame on the brain. European Journal of Clinical Nutrition 62(4):451-462.

〔19〕Blaylock, R. L. 1997. Excitotoxins: The Taste That Kills. Santa Fe, NM: Health Press.

〔20〕Macht, M., and D. Dettmer. 2006. Everyday mood and emotions after eating a chocolate bar or an apple. Appetite 46(3):332-336.

〔21〕Corti, R., J. Perdrix, A. J. Flammer, and G. Noll G. 2010. Dark or white chocolate? Cocoa and cardiovascular health. Revue Medical Suisse 6(239):499-500, 502-504.

〔22〕Maskarinec, G. 2009. Cancer protective properties of cocoa: A review of the epidemiologic evidence. Nutrition and Cancer 61(5):573-579.

〔23〕Harp, M. J., and L. W. Fox. 1990. Correlations of the physical symptoms of hypoglycemia with the psychological symptoms of anxiety and depression. Journal of Orthomolecular Medicine 5(1):8-10.

〔24〕Prousky, J. E. 2006. Anxiety: Orthomolecular Diagnosis and Treatment. Ottawa, Ontario, Canada: CCNM Press.

〔25〕Ketcham, K., and L. A. Mueller. 1983. Eating Right to Live Sober. Seattle: Madrona Publishers.

〔26〕Anderson, R. A., M. M. Polansky, N. A. Bryden, S. J. Bhathena, and J.J. Canary. 1987. Effects of supplemental chromium on patients with symptoms of reactive hypoglycemia. Metabolism 36(4):351-355.

〔27〕Davidson, J. R., K. Abraham, K. M. Connor, and M. N. McLeod. 2003. Effectiveness of chromium in atypical depression: A placebo-controlled trial. Biological Psychiatry 53(3):261-264.

［28］Braverman, E. R. 2003. The Healing Nutrients Within. Laguna Beach, CA: Basic Health Publications.

［29］Miller, A. L. 1999. Therapeutic considerations of L-glutamine: A review of the literature. Alternative Medicine Review 4(4):239-248.

［30］Mebane, A. H. 1984. L-glutamine and mania. American Journal of Psychiatry 141(10):1302-1303.

［31］Ross, J. 2004. The Mood Cure: The 4-Step Program to Take Charge of Your Emotions—Today. New York: Penguin.

［32］Ifland, J. R., H. G. Preuss, M. T. Marcus, et al. 2009. Refined food addiction: A classic substance use disorder. Medical Hypotheses 72(5):518-526.

［33］Corwin, R. L., and P. S. Grigson. 2009. Symposium overview. Food addiction: Fact or fiction? Journal of Nutrition 139(3):617-619.

第三章

［1］Hyman, M. 2009. The UltraMind Solution: Fixing Your Broken Brain by Healing Your Body First. New York: Simon and Schuster.

［2］National Coffee Association. 2009. 2009 National Coffee Drinking Trends. New York: National Coffee Association. Statistics cited in an online press release, available atwww.ncausa.org/custom/headlines/headline-details.cfm?id=691&returnto=171. Accessed December 15, 2010.

［3］Clementz, G. L., and J. W. Dailey. 1988. Psychotropic effects of caffeine.American Family Physician 37(5):167-172.

［4］Pizzorno, J. E., and M. T. Murray. 2000. Textbook of Natural Medicine. London: Harcourt.

［5］Lara, D. R. 2010. Caffeine, mental health, and psychiatric disorders. Journal of Alzheimer's Disease 20(Suppl. 1):S239-248.

［6］MedlinePlus. 2009. Caffeine in the diet. www.nlm.nih.gov/ medlineplus/ ency/article/002445.htm (accessed December 6, 2010).

［7］Greden, J. F. 1974. Anxiety or caffeinism: A diagnostic dilemma. American Journal of Psychiatry 131(10):1089-1092.

［8］Juliano, L. M., and R. R. Griffiths. 2004. A critical review of caffeine wit drawal: Empirical validation of symptoms and signs, incidence, severity, and associated features. Psychopharmacology 176(1):1-29.

［9］Charney, D. S., G. R. Heninger, and P. I. Jatlow. 1985. Increased anxiogenic effects of caffeine in panic disorders. Archives of General Psychiatry 42(3):233-243.

［10］Bruce, M. S., and M. Lader. 1989. Caffeine abstention in the management of anxiety disorders. Psychological Medicine 19(1):211-214.

［11］Levi, L. 1967. The effect of coffee on the function of the sympatho- adreno- medullary system in man. Acta Medica Scandinavica 181(4):431-438.

［12］Celec, P., and M. Behuliak. 2010. Behavioural and endocrine effects of chronic cola intake. Journal of Psychopharmacology 24(10):1569-1572.

［13］Monteiro, M. G., M. A. Schuckit, and M. Irwin. 1990. Subjective feelings of anxiety in young men after ethanol and diazepam infusions. Journal of Clinical Psychiatry 51(1):12-16.

［14］Prousky, J. E. 2006. Anxiety: Orthomolecular Diagnosis and

Treatment. Ottawa, Ontario, Canada: CCNM Press.

［15］ Badawy, A. A. 2003. Alcohol and violence and the possible role of serotonin. Criminal Behaviour and Mental Health 13(1):31-44.

［16］ Vally, H., and P. J. Thompson. 2003. Allergic and asthmatic reactions to alcoholic drinks. Addiction Biology 8(1):3-11.

［17］ Nathan, R. A. 2007. The burden of allergic rhinitis. Allergy and Asthma Proceedings 28(1):3-9.

［18］ Goodwin, R. D., P. M. Lewinsohn, and J. R. Seeley. 2005. Cigarette smoking and panic attacks among young adults in the community: The role of parental smoking and anxiety disorders. Biological Psychiatry 58(9):686-693.

［19］ West, R., and P. Hajek. 1997. What happens to anxiety levels on giving up smoking? American Journal of Psychiatry 154(11):1589-1592.

［20］ Wynd, C. A. 2005. Guided health imagery for smoking cessation and long-term abstinence. Journal of Nursing Scholarship 37(3):245-250.

第四章

［1］ King, D. S. 1984. Psychological and behavioral effects of food and chemical exposure in sensitive individuals. Nutrition and Health 3(3):137-151.

［2］ Pfeiffer, C. 1987. Nutrition and Mental Illness. Rochester, VT: Healing Arts Press.

［3］ Rippere, V. 1984. Some varieties of food intolerance in psychiatric patients: An overview. Nutrition and Health 3(3):125-136.

［4］ Jackson, J. A., H. D. Riordan, S. Neathery, and C. Revard. 1998.

Histamine levels in health and diseases. Journal of Orthomolecular Medicine 13(4):236-240.

[5] Hallert, C., M. Svensson, J. Tholstrup, and B. Hultberg. 2009. Clinical trial: B vitamins improve health in coeliac patients living on a gluten-free diet. Alimentary Pharmacology and Therapeutics 29(8):811-816.

[6] Pynnönen, P., E. Isometsä, M. Verkasalo, et al. 2005. Gluten-free diet may alleviate depressive and behavioural symptoms in adolescents with coeliac disease: A prospective follow-up case-series study. BMC Psychiatry 5:14.

[7] Lipski, E. 2004. Digestive Wellness. New York: McGraw Hill.

[8] Braly, J., and R. Hoggan. 2002. Dangerous Grains: Why Gluten Cereal Grains May Be Hazardous to Your Health. New York: Penguin Putnam.

[9] Addolorato, G., D. di Giuda, G. de Rossi, et al. 2004. Regional cerebral hypoperfusion in patients with celiac disease. American Journal of Medicine 116(5):312-317.

[10] Corrao, G., G. R. Corazza, V. Bagnardi, et al. 2001. Mortality in patients with coeliac disease and their relatives: A cohort study. Lancet 358(9279):356-361.

[11] Potocki, P., and K. Hozyasz. 2002. Psychiatric symptoms and coeliac disease [article in Polish]. Psychiatria Polska 36(4):567-578.

[12] Pynnönen, P., E. Isometsä, E. Aronen, M. Verkasalo, E. Savilahti, and V. Aalberg. 2004. Mental disorders in adolescents with celiac disease. Psychosomatics 45:325-335.

[13] Addolorato, G., A. Mirijello, C. D'Angelo, L. Leggio, A. Ferrulli, L. Vonghia, et al. 2008. Social phobia in coeliac disease. Scandinavian Journal of

Gastroenterology 43(4):410–415.

［14］Kalaydjian, A. E., W. Eaton, N. Cascella, and A. Fasano. 2006. The gluten connection: The association between schizophrenia and celiac disease. Acta Psychiatrica Scandinavica 113(2):82–90.

［15］Harp, M. J., and L. W. Fox. 1990. Correlations of the physical symptoms of hypoglycemia with the psychological symptoms of anxiety and depression. Journal of Orthomolecular Medicine 5(1):8–10.

［16］Atkinson, W., T. A. Sheldon, N. Shaath, and P. J. Whorwell. 2004. Food elimination based on IgG antibodies in irritable bowel syndrome: A randomised controlled trial. Gut 53(10):1459–1464.

［17］Shakib, F., H. Morrow–Brown, A. Phelps, and R. Redhead. 2006. Study of IgG sub–class antibodies in patients with milk intolerance. Clinical and Experimental Allergy 16(5):451–458.

［18］Pizzorno, J. E., and M. T. Murray. 2000. Textbook of Natural Medicine. London: Harcourt.

［19］Naiyer, A. J., J. Shah, L. Hernandez, et al. 2008. Tissue transglutaminase antibodies in individuals with celiac disease bind to thyroid follicles and extracellular matrix and may contribute to thyroid dysfunction. Thyroid 18(11):1171–1178.

［20］Barker, J. M., and E. Liu. 2008. Celiac disease: Pathophysiology, clinical manifestations, and associated autoimmune conditions. Advances in Pediatrics 55:349–365.

［21］di Cagno, R., M. de Angelis, S. Auricchio, et al. 2004. Sourdough bread made from wheat and nontoxic flours and started with selected lactobacilli is tolerated in celiac sprue patients. Applied and Environmental Microbiology 70(2):1088–1096.

［22］Bolin, T. 2009. IBS or intolerance? Australian Family Physician 38(12):962–965.

［23］King, T. S., M. Elia, and J. O. Hunter. 1998. Abnormal colonic fermentation in irritable bowel syndrome. Lancet 352:1187–1189.

［24］Schmidt, M. H., P. Möcks, B. Lay, et al. 1997. Does oligoantigenic diet influence hyperactive/conduct–disordered children: A controlled trial. European Child and Adolescent Psychiatry 6(2):88–95.

［25］Gottschall, E. G. 2002. Breaking the Vicious Cycle: Intestinal Health Through Diet. Baltimore, Ontario, Canada: Kirkton Press.

［26］Austin G. L., C. B. Dalton, Y. Hu, et al. 2009. Diarrhea–predominant irritable bowel syndrome. Clinical Gastroenterology and Hepatology 7(6):706–708.

［27］Braverman, E. R., and E. Weissberg. 1987. Elevated IgE levels in patients with low whole blood histamine. Journal of Orthomolecular Medicine 2(4):219–220.

［28］Mathews–Larson, J. 2001. Depression–Free Naturally: 7 Weeks to Eliminating Anxiety, Despair, Fatigue, and Anger from Your Life. New York: Random House.

第五章

［1］Burt, C. W., and S. M. Schappert. 2004. Ambulatory care visits to physician offices, hospital outpatient departments, and emergency departments: United States 1999–2000. Vital Health Statistics Series 13, 157:1–70.

［2］Adams, P. F., G. E. Hendershot, and M. A. Marano. 1999. Current estimates from the National Health Interview Survey 1996. Vital Health Statistics Series 10, 200:1–203.

［3］Addolorato, G., A. Mirijello, C. D'Angelo, L. Leggio, A. Ferrulli, L. Abenavoli, et al. 2008. State and trait anxiety and depression in patients affected by gastrointestinal diseases: Psychometric evaluation of 1641 patients referred to an internal medicine outpatient setting. International Journal of Clinical Practice 62(7):1063–1069.

［4］Lydiard, R. B. 2001. Irritable bowel syndrome, anxiety, and depression: What are the links? Journal of Clinical Psychiatry 62(Suppl. 8):38–45; discussion 46–47.

［5］Gershon, M. 1998. The Second Brain: A Groundbreaking New Understanding of Nervous Disorders of the Stomach and Intestine. New York: Harper Collins.

［6］Rao, A. V., A. C. Bested, T. M. Beaulne, et al. 2009. A randomized, double–blind, placebo–controlled pilot study of a probiotic in emotional symptoms of chronic fatigue syndrome. Gut Pathogens 1(1):6.

［7］Lewis, S. J., and K. W. Heaton. 1997. Stool form scale as a useful guide to intestinal transit time. Scandinavian Journal of Gastroenterology 32(9):920–924.

［8］Feldman, M., and C. T. Richardson. 1986. Role of thought, sight, smell, and taste of food in the cephalic phase of gastric acid secretion in humans.

Gastroenterology 90(2):428–433.

[9] Lipski, E. 2004. Digestive Wellness. New York: McGraw Hill.

[10] Pizzorno, J. E., and M. T. Murray. 2000. Textbook of Natural Medicine. London: Harcourt.

[11] Hausch, F., L. Shan, N. A. Santiago, G. M. Gray, and C. Khosla. 2002. Intestinal digestive resistance of immunodominant gliadin peptides. American Journal of Physiology Gastrointestinal and Liver Physiology 283(4):G996–1003.

[12] Cater, R. E. 1992. The clinical importance of hypochlorhydria (a consequence of chronic Helicobacter infection): Its possible etiological role in mineral and amino acid malabsorption, depression, and other syndromes. Medical Hypotheses 39(4):375–383.

[13] Hawrelak, J. A., and S. P. Myers. 2004. The causes of intestinal dysbiosis: A review. Alternative Medical Review 9(2):180–197.

[14] Uspenskii, I. P., and E. V. Balukova. 2009. Pathomorphosis of anxiety disorder in patients with intestinal dysbiosis [article in Russian]. [Experimental and Clinical Gastroenterology] 7:91–96.

[15] Crook, W. G. 1997. The Yeast Connection and the Woman. Jackson, TN: Professional Books.

[16] Jackson, J. A., H. D. Riordan, R. Hunninghake, and C. Revard. 1999. Candida albicans: The hidden infection. Journal of Orthomolecular Medicine 14(4):198–200.

[17] Galland, L. 1985. Nutrition and candidiasis. Journal of Orthomolecular Medicine 14(1):50–60.

［18］Wood, R. 1999. The New Whole Foods Encyclopedia. New York: Penguin. Wynd, C.

［19］Silk, D. B., A. Davis, J. Vulevic, G. Tzortzis, and G. R. Gibson. 2009. Clinical trial: The effects of a trans-galactooligosaccharide prebiotic on faecal microbiota and symptoms in irritable bowel syndrome. Alimentary Pharmacology and Therapeutics 29(5):508-518.

［20］Braly, J., and R. Hoggan. 2002. Dangerous Grains: Why Gluten Cereal Grains May Be Hazardous to Your Health. New York: Penguin Putnam.

［21］Daniel, K. T. 2003. Why broth is beautiful: Essential roles for proline, glycine, and gelatin. Wise Traditions in Food, Farming, and the Healing Arts, Spring, 25-36. westonaprice.org/food-features/513-why-broth-is-beautiful. html (Acessed December 16, 2010).

［22］Alarcón de la Lastra, C., M. D. Barranco, V. Motilva, and J. M. Herrerías. 2001. Mediterranean diet and health: Biological importance of olive oil. Current Pharmaceutical Design 7(10):933-950.

［23］Jacobs, G. 1997. Beat Candida Through Diet. London: Random House.

［24］Hamer, H. M., D. Jonkers, K. Venema, S. Vanhoutvin, F. J. Troost, and R. J. Brummer. 2008. Review article: The role of butyrate on colonic function. Alimentary Pharmacology and Therapeutics 27(2):104-119.

［25］Amarasiri, W. A., and A. S. Dissanayake. 2006. Coconut fats. Ceylon Medical Journal 51(2):47-51.

［26］Miller, A. L. 1999. Therapeutic considerations of L-glutamine: A review of the literature. Alternative Medicine Review 4(4):239-248.

第六章

［1］Hoehn-Saric, R. 1982. Neurotransmitters in anxiety. Archives of General Psychiatry 39(6):735-742.

［2］Nutt, D. J. 2001. Neurobiological mechanisms in generalized anxiety disorder. Journal of Clinical Psychiatry 62(Suppl 11):22-27; discussion 28.

［3］Ross, J. 2011. The Diet Cure: The 8-Step Program to Rebalance Your Body Chemistry, End Food Cravings, Weight Problems, and Mood Swings—Now! New York: Penguin.

［4］Blum, K., E. R. Braverman, J. M. Holder, et al. 2000. Reward deficiency syndrome: A biogenetic model for the diagnosis and treatment of impulsive, addictive, and compulsive behaviors. Journal of Psychoactive Drugs 32(Suppl):i-iv, 1-112.

［5］Lydiard, R. B. 2003. The role of GABA in anxiety disorders. Journal of Clinical Psychiatry 64(3):21-27.

［6］Braverman, E. R. 2003. The Healing Nutrients Within. Laguna Beach, CA: Basic Health Publications.

［7］Ross, J. 2004. The Mood Cure: The 4-Step Program to Take Charge of Your Emotions—Today. New York: Penguin.

［8］Mathews-Larson, J. 2001. Depression-Free Naturally: 7 Weeks to Eliminating Anxiety, Despair, Fatigue, and Anger from Your Life. New York: Random House.

［9］Head, K. A., and G. S. Kelly. 2009. Nutrients and botanicals for treatment of stress: Adrenal fatigue, neurotransmitter imbalance, anxiety, and restless sleep. Alternative Medicine Review 14(2):114–140.

［10］Streeter, C. C., J. E. Jensen, R. M. Perlmutter, et al. 2007. Yoga asana sessions increase brain GABA levels: A pilot study. Journal of Alternative and Complementary Medicine 13(4):419–426.

［11］Birdsall, T. C. 1998. 5-Hydroxytryptophan: A clinically-effective serotonin precursor. Alternative Medicine Review 3(4):271–280.

［12］Lehnert, H., and R. J. Wurtman. 1993. Amino acid control of neurotransmitter synthesis and release: Physiological and clinical implications. Psychotherapy and Psychosomatics 60(1):18–32.

［13］Zang, D. X. 1991. A self body double-blind clinical study of L-tryptophan and placebo in treated neurosis [article in Chinese]. [Chinese Journal of Neurology and Psychiatry] 24(2):77–80, 123–124.

［14］Hudson, C., S. Hudson, and J. MacKenzie. 2007. Protein-source tryptophan as an efficacious treatment for social anxiety disorder: A pilot study. Canadian Journal of Physiological Pharmacology 85(9):928–932.

［15］Maron, E., I. Toru, V. Vasar, and J. Shlik. 2004. The effect of 5-hydroxy- tryptophan on cholecystokinin-4-induced panic attacks in healthy volunteers. Journal of Psychopharmacology 18(2):194–199.

［16］Lake, J. 2007. Textbook of Integrative Mental Health. New York: Thieme Medical.

［17］Kahn, R. S., H. G. Westenberg, W. Verhoeven, et al. 1987. Effect of a serotonin precursor and uptake inhibitor in anxiety disorders: A double- blind comparison of 5-hydroxytryptophan, clomipramin, and placebo. International Clinical Psychopharmacology 2(1):33–45.

［18］Petruzzello, S. J., D. M. Landers, B. D. Hatfield, K. A. Kubitz, and W. D. Salazar. 1991. A meta-analysis on the anxiety-reducing effects of acute and chronic exercise. Sports Medicine 11(3):143-182.

［19］Tkachuk, G. A., and G. L. Martin. 1999. Exercise therapy for patients with psychiatric disorders: Research and clinical implications. Professional Psychology: Research and Practice 30(3):275-282.

［20］Marriott, P. F., K. M. Greenwood, and S. M. Armstrong. 1994. Seasonality in panic disorder. Journal of Affective Disorders 31(2):75-80.

［21］Lansdowne, A. T., and S. C. Provost. 1998. Vitamin D3 enhances mood in healthy subjects during winter. Psychopharmacology 135(4):319-323.

［22］Banderet, L. E., and H. R. Lieberman. 1989. Treatment with tyrosine, a neurotransmitter precursor, reduces environmental stress in humans. Brain Research Bulletin 22(4):759-762.

［23］Ross, J. 2006. Urinary neurotransmitter testing: Problems and alternatives. Townsend Letter, October. www.dietcure.com/urinetesting.pdf (accessed December 27, 2010).

第七章

［1］McGinnis, W. R., T. Audhya, W. J. Walsh, et al. 2008a. Discerning the mauve factor, part 1. Alternative Therapies in Health and Medicine 14(2):40-50.

［2］Mathews-Larson, J. 2001. Depression-Free Naturally: 7 Weeks to Eliminating Anxiety, Despair, Fatigue, and Anger from Your Life. New York: Random House.

［3］Edelman, E. 2001. Natural Healing for Schizophrenia and Other Common Mental Disorders. Eugene, OR: Borage Books.

［4］Pfeiffer, C., A. Sohler, C. H. Jenney, and V. Iliev. 1974. Treatment of pyroluric schizophrenia (malvaria) with large doses of pyridoxine and a dietary supplement of zinc. Journal of Orthomolecular Psychiatry 3(4):292–300.

［5］Hoffer, A. 1995. The discovery of kryptopyrrole and its importance in diagnosis of biochemical imbalances in schizophrenia and in criminal behavior. Journal of Orthomolecular Medicine 10(1):3–

［6］Lord, R. S., and J. A. Bralley (eds.). 2008. Laboratory Evaluations for Integrative and Functional Medicine. Duluth, GA: Metametrix Institute.

［7］Heleniak, E. P., and S. W. Lamola. 1986. A new prostaglandin disturbance syndrome in schizophrenia: Delta–6–pyroluria. Medical Hypotheses 19(4):333–338.

［8］Prasad, A. S. 1985. Clinical manifestations of zinc deficiency. Annual Revue of Nutrition 5:341–363.

［9］Wallwork, J. C. 1987. Zinc and the central nervous system. Progress in Food and Nutrition Science 11(2):203–247.

［10］McCarty, M. 2000. High–dose pyridoxine as an "anti–stress" strategy. Medical Hypotheses 54(5):803–807.

［11］de Souza, M. C., A. F. Walker, P. A. Robinson, and K. Bolland. 2000. A synergistic effect of a daily supplement for 1 month of 200 mg magnesium plus 50 mg vitamin B6 for the relief of anxiety–related premenstrual symptoms: A randomized, double–blind, crossover study. Journal of Women's Health and Gender–Based Medicine 9(2):131–139.

第八章

［1］Werbach, M. R. 1999. Nutritional Influences on Mental Illness. Tarzana, CA: Third Line Press.

［2］Baines, S., J. Powers, and W. J. Brown. 2007. How does the health and well-being of young Australian vegetarian and semi-vegetarian women compare with non-vegetarians? Public Health Nutrition 10(5):436-442.

［3］Benton, D., and R. T. Donohoe. 1999. The effects of nutrients on mood. Public Health Nutrition 2(3A):403-409.

［4］Pizzorno, J. E., and M. T. Murray. 2000. Textbook of Natural Medicine. London: Harcourt.

［5］Heseker, H., W. Kübler, V. Pudel, and J. Westenhöffer. 1992. Psychological disorders as early symptoms of a mild-to-moderate vitamin deficiency. Annals of the New York Academy of Sciences 669:352-357.

［6］Brody, S., R. Preut, K. Schommer, and T. H. Schürmeyer. 2002. A randomized controlled trial of high dose ascorbic acid for reduction of blood pressure, cortisol, and subjective responses to psychological stress. Psychopharmacology 159(3):319-324.

［7］Abbey, L. C. 1982. Agoraphobia. Journal of Orthomolecular Psychiatry 11(4):243-259.

［8］Palatnik, A., K. Frolov, M. Fux, and J. Benjamin. 2001. Double-blind, controlled, crossover trial of inositol versus fluvoxamine for the treatment of panic disorder. Journal of Clinical Psychopharmacology 21(3):335-339.

［9］Prousky, J. E. 2004. Niacinamide's potential role in alleviating anxiety with its benzodiazepine-like properties: A case report. Journal of Orthomolecular Medicine 19(2):104–110.

［10］Möhler, H., P. Polc, R. Cumin, L. Pieri, and R. Kettler. 1979. Nicotinamide is a brain constituent with benzodiazepine-like actions. Nature 278(5704):563–565.

［11］Armstrong, D. J., G. K. Meenagh, I. Bickle, A. S. Lee, E. S. Curran, and M. B. Finch. 2007. Vitamin D deficiency is common in fibromyalgia and occurs more frequently in patients with anxiety and depression. Clinical Rheumatology 26(4):551–554.

［12］Lansdowne, A. T., and S. C. Provost. 1998. Vitamin D3 enhances mood in healthy subjects during winter. Psychopharmacology 135(4):319–323.

［13］Cannell, J. 2010. Vitamin D Council Statement on FNB Vitamin D Report. www.vitamindcouncil.org/vdc-statement-fnb-vitamin-d-report.shtml (accessed December 18, 2010).

［14］Mulligan, G. B., and A. Licata. 2010. Taking vitamin D with the largest meal improves absorption and results in higher serum levels of 25-hydroxyvitamin D. Journal of Bone and Mineral Research 25(4):928–930.

［15］Gaby, A. R. 2004. Recurrent candidiasis: One step forward, still backward. Editorial. Townsend Letter, November. townsendletter.com/Nov2004/gabyeditorial1104.html (accessed December 6, 2010).

［16］Seelig, M. S. 1994. Consequences of magnesium deficiency on the enhancement of stress reactions: Preventive and therapeutic implications (a review). Journal of the American College of Nutrition 13(5):429–446.

［17］de Souza, M. C., A. F. Walker, P. A. Robinson, and K. Bolland. 2000.

A synergistic effect of a daily supplement for 1 month of 200 mg magnesium plus 50 mg vitamin B6 for the relief of anxiety-related premenstrual symptoms: A randomized, double-blind, crossover study. Journal of Women's Health and Gender-Based Medicine 9(2):131–139.

[18] Buydens-Branchey, L., M. Branchey, and J. R. Hibbeln. 2008. Associations between increases in plasma n-3 polyunsaturated fatty acids following supplementation and decreases in anger and anxiety in substance abusers. Progress in Neuro-Psychopharmacology and Biological Psychiatry 32(2):568–575.

[19] Kimura, K., M. Ozeki, L. R. Juneja, and H. Ohira. 2007. L-theanine reduces psychological and physiological stress responses. Biological Psychology 74(1):39–45.

[20] Cho, H. S., S. Kim, S. Y. Lee, J. A. Park, S. J. Kim, and H. S. Chun. 2008. Protective effect of the green tea component, L-theanine on environmental toxins-induced neuronal cell death. Neurotoxicology 29(4):656–662.

[21] Kim, J. H., D. Desor, Y. T. Kim, et al. 2007. Efficacy of alphas1-casein hydrolysate on stress-related symptoms in women. European Journal of Clinical Nutrition 61(4):536–541.

[22] McKenna, S. 2002. The Phytogenic Hormone Solution. New York: Random House.

[23] Duntas, L. H. 2009. Does celiac disease trigger autoimmune thyroiditis? Nature Reviews. Endocrinology 5(4):190–191.

[24] Dadd, D. L. 1997. Home Safe Home: Protecting Yourself and Your Family from Everyday Toxics and Harmful Household Products. New York:

Jeremy P. Tarcher/Penguin.

［25］O'Carroll, R. E., G. Masterton, N. Dougall, K. P. Ebmeier, and G. M. Goodwin. 1995. The neuropsychiatric sequelae of mercury poisoning: The Mad Hatter's disease revisited. British Journal of Psychiatry 167(1):95–98.

［26］Kidd, R. F. 2000. Results of dental amalgam removal and mercury detoxification using DMPS and neural therapy. Alternative Therapies in Health and Medicine 6(4):49–55.

［27］Bouchard, M. F., D. C. Bellinger, J. Weuve, et al. 2009. Blood lead levels and major depressive disorder, panic disorder, and generalized anxiety disorder in U.S. young adults. Archives of General Psychiatry 66(12):1313–1319.

［28］Walsh, W. J. 1991. Biochemical treatment: Medicines for the next century. NOHA News 16(3):2–4.

［29］Pelton, R., J. B. LaValle, and E. B. Hawkins. 2001. Drug–Induced Nutrient Depletion Handbook. Hudson, OH: Lexi–Comp.

［30］Suarez, E. C. 1999. Relations of trait depression and anxiety to low lipid and lipoprotein concentrations in healthy young adult women. Psychosomatic Medicine 61(3):273–279.

［31］Perez–Rodriguez, M. M., E. Baca–Garcia, C. Diaz–Sastre, et al. 2008. Low serum cholesterol may be associated with suicide attempt history. Journal of Clinical Psychiatry 69(12):1920–1927.

［32］Hulley, S. B., J. M. Walsh, and T. B. Newman. 1992. Health policy on blood cholesterol: Time to change directions. Circulation 86(3):1026–1029.

［33］Petruzzello, S. J., D. M. Landers, B. D. Hatfield, K. A. Kubitz, and W. D. Salazar. 1991. A meta–analysis on the anxiety–reducing effects of acute and chronic exercise. Sports Medicine 11(3):143–182.

［34］Tkachuk, G. A., and G. L. Martin. 1999. Exercise therapy for patients with psychiatric disorders: Research and clinical implications. Professional Psychology: Research and Practice 30(3):275–282.

［35］Jolanda, M., R. A. Verheij, S. de Vries, P. Spreeuwenberg, F. G. Schellevis, and P. P. Groenewegen. 2009. Morbidity is related to a green living environment. Journal of Epidemiology and Community Health 63(12):967–973.

［36］van Mill, J. G., W. J. Hoogendijk, N. Vogelzangs, R. van Dyck, and B. W. Penninx. 2010. Insomnia and sleep duration in a large cohort of patients with major depressive disorder and anxiety disorders. Journal of Clinical Psychiatry 71(3):239–246.

［37］National Sleep Foundation. 2009. 2009 Health and Safety Sleep in America Polls. www.sleepfoundation.org/article/sleep-america-polls/2009 health-and-safety (accessed December 17, 2010).

［38］Brown, R. P., and P. L. Gerbarg. 2005. Yogic breathing in the treatment of stress, anxiety, and depression: Part II—clinical applications and guidelines. Journal of Alternative and Complementary Medicine 11(4):711–717.

［39］Streeter, C. C., J. E. Jensen, R. M. Perlmutter, et al. 2007. Yoga asana sessions increase brain GABA levels: A pilot study. Journal of Alternative and Complementary Medicine 13(4):419–426.

［40］Bujatti, M., and P. Riederer. 1976. Serotonin, noradrenaline, dopamine metabolites in transcendental meditation technique. Journal of Neural Transmission 39(3):257–267.

［41］Shannahoff-Khalsa, D. S. 2004. An introduction to Kundalini yoga meditation techniques that are specific for the treatment of psychiatric disorders. Journal of Alternative and Complementary Medicine 10(1):91–101.

[42] Rogers, C. E., L. K. Larkey, and C. Keller. 2009. A review of clinical trials of tai chi and qigong in older adults. Western Journal of Nursing Research 31(2):245–279.

[43] de Bloom, J., M. Kompier, S. Geurts, C. de Weerth, T. Taris, and S. Sonnentag. 2009. Do we recover from vacation? Meta–analysis of vacation effects on health and well–being. Journal of Occupational Health 51(1):13–25.

[44] Strauss–Blasche, G., C. Ekmekcioglu, and W. Marktl. 2000. Does vacation enable recuperation? Changes in well–being associated with time away from work. Occupational Medicine 50(3):167–172.

[45] Apóstolo, J. L., and K. Kolcaba. 2009. The effects of guided imagery on comfort, depression, anxiety, and stress of psychiatric inpatients with depressive disorders. Archives of Psychiatric Nursing 23(6):403–411.

[46] Stiefel, F., and D. Stagno. 2004. Management of insomnia in patients with chronic pain conditions. CNS Drugs 18(5):285–296.

[47] Avants, S. K., and A. Margolin. 1995. "Self" and addiction: The role of imagery in self–regulation. Journal of Alternative and Complementary Medicine 1(4):339–345.

[48] Rho, K. H., S. H. Han, K. S. Kim, and M. S. Lee. 2006. Effects of aroma– therapy massage on anxiety and self–esteem in Korean elderly women: A pilot study. International Journal of Neuroscience 116(12):1447–1455.

[49] Setzer, W. N. 2009. Essential oils and anxiolytic aromatherapy. Natural Product Communications 4(9):1305–1316.

［50］Pilkington, K., G. Kirkwood, H. Rampes, M. Cummings, and J. Richardson. 2007. Acupuncture for anxiety and anxiety disorders: A systematic literature review. Acupuncture in Medicine 25(1-2):1-10.

［51］Bourne, E. J., A. Brownstein, and L. Garano. 2004. Natural Relief for Anxiety: Complementary Strategies for Easing Fear, Panic, and Worry. Oakland, CA: New Harbinger Publications.

［52］Benor, D. J., K. Ledger, L. Toussaint, G. Hett, and D. Zaccaro. 2009. Pilot study of emotional freedom techniques, wholistic hybrid derived from eye movement desensitization and reprocessing and emotional freedom technique, and cognitive behavioral therapy for treatment of test anxiety in university students. Explore (NY) 5(6):338-340.

THE ANTI-ANXIETY FOOD SOLUTION: HOW THE FOODS YOU EAT CAN HELP YOU
CALM YOUR ANXIOUS MIND, IMPROVE YOUR MOOD AND END CRAVINGS
by TRUDY SCOTT, CN, FOREWORD BY JAMES LAKE, MD
Copyright © 2011 BY TRUDY SCOTT
This edition arranged with NEW HARBINGER PUBLICATIONS through BIG APPLE
AGENCY, LABUAN, MALAYSIA.
Simplified Chinese edition copyright © 2024 by Beijing Science and Technology Publishing
Co., Ltd.

著作权合同登记号　图字：01-2023-5873

图书在版编目（CIP）数据

抗焦虑饮食 /（美）特鲁迪·斯科特（Trudy Scott）著；谢明翰译 . — 北京：北京科学技术出
版社，2024.3（2024.5 重印）
书名原文：The Anti-Anxiety Food Solution
ISBN 978-7-5714-3456-4

Ⅰ . ①抗⋯　Ⅱ . ①特⋯ ②谢⋯　Ⅲ . ①焦虑—食物疗法　Ⅳ . ① R749.405

中国国家版本馆 CIP 数据核字 (2023) 第 244126 号

策划编辑：刘晓欣	
责任编辑：田　恬	
责任校对：贾　荣	
图文制作：旅教文化	
责任印制：李　茗	
出 版 人：曾庆宇	
出版发行：北京科学技术出版社	
社　　址：北京西直门南大街 16 号	
邮政编码：100035	
电　　话：0086-10-66135495（总编室）	
0086-10-66113227（发行部）	
网　　址：www.bkydw.cn	
印　　刷：三河市华骏印务包装有限公司	
开　　本：720 mm×1000 mm　1/32	
字　　数：193 千字	
印　　张：14.5	
版　　次：2024 年 3 月第 1 版	
印　　次：2024 年 5 月第 2 次印刷	
ISBN 978-7-5714-3456-4	

定　　价：89.00 元